CLICHÉ DE COUVERTURE

Au IIe siècle, Apulée dans « L'Âne d'Or » donnait à entendre son ambivalence. Vers 1580, Giordano Bruno remarqua la complémentarité des contraires de l'*« Asinus cyllenicus »*. Au XVIIe siècle dans la *« Chimica figurata »*, en allusion à la *materia prima*, il fut appelé *âne des philosophes* « dont le secret est sous le sabot d'un âne ». Selon Jacques van Lennep, « l'âne est en rapport direct avec Saturne, l'or et le Christ ». À l'origine du christianisme, sa présence auprès de la crèche aurait figuré les Gentils de l'évangile ; puis, il fut l'animal choisi qui porta Jésus. Il avait antérieurement servi Dionysos et Priape. Associé à la puissance et à l'ignorance, à l'entêtement et à l'humilité, il symbolise le *corps*, monture de notre *âme*, qu'il convient de nourrir à suffisance pour assurer l'*esprit* et accomplir le parcours terrestre.

corps-âme-esprit

DANS LA MÊME COLLECTION

[*Corps-Âme-Esprit*] par un protestant
par un catholique
par un orthodoxe
par un musulman
par un juif
par un bouddhiste

DU MÊME AUTEUR ET CHEZ LE MÊME ÉDITEUR

– *Propos sur* « Les Deux Lumières » *de Henri Coton-Alvart, suivis de fragments d'hermétisme et de ses contes philosophiques*, 2001
– *Correspondances astrologiques*, 2003
– *Du Bestiaire des Alchimistes*, 2003
– *Contes philosophiques*, 2005
– *Au gré des jours, méditations philosophiques*, 2008
– *Le manuscrit d'Héliotrope*, 2008

CHEZ LE MÊME ÉDITEUR

Michel Fromaget, *Modernité et Désarroi – ou l'Âme privée d'Esprit*, 2007

Henri La Croix-Haute

[corps-âme-esprit]
par un philosophe

Éditions Le Mercure Dauphinois

4, rue de Paris 38000 Grenoble – France
Tél. 04 76 96 80 51
E-mail : lemercuredauphinois@wanadoo.fr
Site : lemercuredauphinois.fr
ISBN : 978-2-913826-25-0

Âme, Corps et Esprit

« Il ne faut pas négliger le corps afin que l'âme soit en éveil et utilise l'esprit »

Alors que l'horloge égrenait les douze tintements de minuit comme elle était accoutumée à le faire depuis son entrée dans le manoir au temps de Louis XIV, Cyprien méditait à sa table de travail sur un manuscrit délié d'un ruban mauve. Au plus haut étage de la tour, dans sa bibliothèque que l'épaisseur des murs et des livres protégeait des bruits extérieurs, il regardait par instant à la croisée, la lune éclairant la vallée et les monts au lointain, en écoutant le silence qu'à intervalles le hululement d'un oiseau de nuit lui faisait apprécier davantage. L'obstacle est nécessaire pour choisir le bon chemin, l'ombre pour goûter la lumière, les risques de l'adversité pour se maintenir dans la droiture. Le feu qu'il entretenait dans la cheminée dont le manteau sculpté de signes alchimiques affinait ses réflexions, l'amenait à penser à la brièveté des flammes, l'une succédant à l'autre un peu plus pâle, ou plus jaune ou identique d'un rouge volcanique. N'en est-il pas ainsi de l'amour humain ? Tant qu'il y a une flamme qui réchauffe, le cœur bat à son rythme, puis le feu paraît s'éteindre car les hommes passent, mais l'amour subsiste ainsi que le feu qui apporte la vie.

Du coffre de corsaire à fermeture secrète qui contenait des liasses de papiers de famille, Cyprien avait extrait les feuillets du journal de sa grand-tante, la prieure Marie-Madeleine de Saint-Joseph, née Irène de Beauregard, dont la tradition familiale célébrait la belle âme, la droiture de caractère et la vaste culture.

Il est des moments où l'entendement s'ouvre plus qu'à d'autres, où la pipe bourrée du même tabac et fumée à même lenteur est meilleure que la veille, où le don de soi dans la prière incite à donner plus pour le succès de ses proches. Cyprien méditait cette phrase de la Supérieure : *Dieu est l'explication suprême, Son Esprit est le Saint-Esprit par lequel Il commande le monde. Comment avons-nous la forfanterie de parler de notre esprit, d'utiliser ce mot pour le meilleur et pour le pire ? Il en est de même de l'Amour, loi divine, qui sans majuscule est un fourre-tout des illusions humaines.*

Cyprien pensait que les suppositions de la Bible n'étaient pas étrangères à la vanité de l'homme de vouloir ressembler à Dieu, d'affirmer sans aucune preuve qu'Adam aurait été créé à l'image de Dieu et que Dieu aurait parlé à Abraham et à quelques-uns de ses descendants. Or, l'apôtre Jean est catégorique : *Personne n'a jamais vu Dieu.*

Trop d'images encombraient la pensée de Cyprien ; il prit la plume pour commenter le récit de la carmélite :

Pourquoi cet anthropomorphisme de vouloir tout interpréter par rapport à nos chétives personnes ? Ernest Renan avait justement écrit : *Aucun œil humain n'a vu Dieu ; son image la plus vraisemblable serait l'âme de l'homme puisque seuls ceux qui ont le cœur pur approcheront Dieu.* Créés comme Il l'a voulu, avec qualités et défauts, nous avons la certitude du travail pour vivre et du recours à la prière pour nourrir l'âme ; mais la plupart ignorent que le monde n'est pas à l'échelle humaine et que l'ordre cosmique relève du Créateur des êtres et des choses.

Si l'on considère l'être vivant, il reçoit du Saint-Esprit son principe de vie : l'âme, où résident la conscience, l'amour, la pensée et l'intellection ; l'âme incarnée dans un corps a un moyen d'expression : l'esprit. Cet esprit est à la fois un poste récepteur des sens et des idées, le poste enregistreur de la mémoire, un poste émetteur chargé de transmettre les directives au corps et au dehors. Cet esprit n'existe que par l'alliance d'une âme et d'un corps ; ainsi un être qui a perdu l'esprit peut continuer de vivre, d'aimer, de penser ; les termes

« rendre l'esprit » sont utilisés à tort pour signifier « rendre l'âme », soit mourir, quoi qu'il soit évident qu'un être mort, c'est-à-dire par déconnection de l'âme et du corps ne puisse plus utiliser son esprit.

L'esprit de l'homme n'est que le mode d'expression de l'âme incarnée. Existe-t-il un autre moyen pour l'âme de s'exprimer? Y a-t-il un langage de l'âme incarnée qui serait indépendant du corps, un langage des âmes non encore incarnées ou de celles qui l'ont été et qui resteraient à mi-chemin entre notre monde terrestre et l'autre monde, celui que l'on ne connaît pas et que l'on appelle le monde céleste. Or, il n'y a pas de monde céleste, puisque le ciel, la voûte céleste est un horizon fictif qui n'est même pas limité à notre galaxie; c'est pourquoi il est préférable de qualifier d'invisible, ce monde qui sans doute côtoie le nôtre ou y est imbriqué. Les formules « monté au ciel, descendu aux enfers » sont imaginaires et puériles. La terre sur laquelle vit l'homme est la partie qui nous est visible, ce qui n'exclut pas une autre partie que nous ne pouvons voir (cf. l'iceberg). Cet invisible se découvre à ceux qui tels les mystiques, libérés des attaches matérielles, approchent le domaine du Saint-Esprit (phénomène dont le meilleur exemple est l'infusion de l'Esprit-Saint aux apôtres à la Pentecôte).

Il s'ensuit que le langage propre à l'âme ne peut être libéré du corps que par la mort ou à des moments extraordinaires de déconnections brèves et provisoires entre l'âme et le corps, qui expliqueraient l'état de sainteté, de voyance, de génie, les descriptions de l'Invisible, les prédictions du futur, ainsi que les œuvres marqués de l'éternel qui en assure la durée et l'admiration de générations sur des milliers d'années terrestres.

Cyprien se leva et descendit dans la grande salle du manoir pour saluer ses ancêtres dont les portraits appendus aux murs témoignaient de l'expérience de leur vie et à qui il tenait à exprimer sa gratitude de la longue chaîne bien forgée dont il était le dernier maillon. Il s'arrêta plus longuement devant la silhouette de la jeune Irène de Beauregard dans ses dix-huit ans, qu'il sollicita d'intercéder pour obtenir la grâce de la Connaissance. Il lui sembla qu'elle lui disait de ne pas s'affliger de son ignorance puisque l'inquiétude ne change pas le cours du Destin.

Après une brève nuit où des songes le transportèrent vers des régions inconnues, il reprit contact avec la terre et fit son tour matinal jusqu'aux écuries ; les deux juments et le poney hennirent à son arrivée et aussi parce qu'ils attendaient l'heure de la provende, bienfait égal au café du matin pour l'homme. Plus loin dans le parc, quelques roses fanées espéraient d'être coupées afin que la sève du rosier aille vers les bourgeons à éclore ; ainsi la mort des uns entretient la vie des autres…

Remis devant le grimoire, il se livra au cours de ses pensées en reprenant la lecture du journal de l'aïeule : *Il est certain que parmi les êtres vivants on rencontre des bons et aussi de mauvais esprits.* Il ajouta sur ses notes « formés de l'horoscope, des gènes qu'ils ont reçus à la naissance, de l'éducation, du cadre et des aléas d'existence. On côtoie aussi de petits esprits et de méchants esprits qui traduisent l'alternance du Mal dans le vaste équilibre cosmique.

Il continua de lire : *Lorsqu'on parle des esprits on vise généralement des entités incorporelles, anges ou démons, qui hantent notre environne-ment : les esprits bienheureux qui émanent d'âmes qui seraient au paradis, les esprits bienveillants, tel l'ange gardien ou le daïmon familier qui accompagnait Socrate, les esprits revenants tels les fantômes, matérialisation plus ou moins ressemblante de défunts.* Il compléta par les esprits frappeurs (qui interviennent sur les tables tournantes), les esprits alcooliques (obtenus par la distillation), l'esprit fugitif (le mercure alchimique qui vivifie le métal inerte). Il se posa la question de la nécessité de l'incarnation pour avoir un esprit : Les âmes qui ont été incarnées ont-elles encore un esprit alors que leur corps est devenu poussière ?

Il réfléchit que dans les Écritures et par suite d'une confusion commise par Paul de Tarse, l'esprit est cité pour l'âme et opposé à la chair, qualificatif du mépris du corps. Le comte de Boulainvilliers dans sa « Réponse à Spinoza » a explicité cette erreur : *Par le mot esprit, j'entends tout être pensant*, c'est-à-dire qu'il prenait l'effet pour la cause : la pensée est certes exprimée par le véhicule de l'esprit qui utilise des mots, mais elle provient de l'âme incarnée, siège des facultés morales et intellectuelles qui commande à l'esprit. En revanche, Mme de Sévigné a fort bien écrit : *À quoi pensait-il quand il me dit cela ?* et Fénelon dans « l'Éducation des filles » : *Le bon esprit consiste à dire beaucoup en peu de mots.*

La carmélite citait Corneille qui *avait saisi que le rôle de l'esprit est de servir les facultés intellectuelles et sensitives, et d'exprimer les sentiments de l'âme* :

Depuis que mon esprit est capable de flamme,
Jamais un trouble égal n'a confondu mon âme [1]

Il se souvint d'avoir noté autrefois un aphorisme sur « l'esprit humain qui est peu de chose » ! Au rayon des philosophes de sa bibliothèque il prit La Bruyère et choisit :

– *Il y a des esprits inférieurs et subalternes qui ne semblent faits que pour être le recueil des productions de génies.*

– *Le mot esprit quand il signifie une qualité de l'âme est un mot vague aux sens différents.*

– *L'esprit ne crée rien.*

mais il opère sans cesse sur cette multitude presque infinie de perceptions diverses qu'il acquicrt par le ministère des sens.

Perdre le langage, devenir sourd-muet, parler des langues étrangères, n'empêche pas de penser ; devenir fou laisse la pensée libre d'écrire (G. de Nerval) ou de peindre (van Gogh) ; avoir l'esprit dans les pieds indique que le lien avec le siège de la pensée, l'âme incarnée, est intermittent. Une semblable erreur de prendre le véhicule pour son conducteur apparaît dans « l'esprit de prophétie » attribué à tort à l'esprit humain alors qu'il résulte de la grâce divine octroyée à une âme incarnée dont l'esprit peut alors annoncer des prévisions et faire des prédictions.

À la provenance oubliée de l'esprit fut substitué l'esprit – intellect humain – opposé au corps ; ainsi pour être compris Pascal utilisa le mot esprit au lieu d'intelligence : *Il y a deux sortes d'esprit, l'esprit de justesse ou d'analyse et l'esprit de géométrie ou de synthèse*, car c'est l'âme qui détient par la pensée la faculté d'analyse et de synthèse et comme l'écrivit Vauvenargues : *L'intelligence n'est qu'un œil de l'âme et non sa force.*

On en est arrivé à conférer à l'esprit les facultés intellectuelles et morales, l'aptitude à comprendre, la culture ; on a qualifié l'esprit de solide, d'ouvert, de borné, comme le mauvais ouvrier accuse ses outils ou le cavalier rend responsable son cheval… La Rochefoucauld a même opposé l'esprit et le cœur : *L'esprit est toujours la dupe du cœur*; or, le cœur signifie *l'amour et la haine, fruits du même arbre*, qui relèvent de l'âme.

« Avoir de l'esprit » est une formule mondaine qui ne tient aucun compte de l'origine de l'esprit : c'est une comparaison nouvelle, une allusion fine, une allitération de mots, la juxtaposition de deux idées opposées, une métaphore, dire à moitié sa pensée, surprendre par un hardi rapprochement de mots ou une confusion de sens…. procédés que Voltaire a résumés dans son « Dictionnaire philosophique », confirmant que l'esprit est un instrument dont on peut jouer avec virtuosité.

Dans son journal, la sœur Marie-Madeleine avait écrit cette définition du « grand esprit » : *Un homme dont les pensées dominent celles des autres non sans générosité d'âme, ce qui fait bien toucher que l'esprit ne peut être défini sans référence à l'âme. Ce n'est pas l'esprit qui confère le génie, mais une grâce spéciale reçue par l'âme, dans la conscience. Les hommes jugent toujours selon les apparences, l'esprit fait partie de l'habit extérieur d'un être ; au lieu de juger sur l'habit, sur l'artifice des mots il faut pénétrer à l'intérieur des êtres pour découvrir ce qu'ils sont, c'est l'âme liée au corps qui forme le creuset nécessaire à l'esprit;* une grande âme *comprend le caractère, le cœur, la conscience, la pensée, les vertus morales, la justice, la droiture et en conséquence un esprit large et bienveillant.*

Les feuillets suivants traitaient de l'immortalité de l'âme et la nature éphémère de l'esprit qui s'évanouit par une maladie grave ou la mort du corps. La révérende mère insistait sur la régénération de l'âme par le baptême, sur le devenir de l'âme des trépassés qui ont besoin des prières des vivants, sur la différence entre une bonne âme et un bon esprit.

Cyprien se rappelait la distinction philosophique entre l'âme raisonnable (l'intelligence), sensitive (les sens) et végétative (la nutrition), mais il ne doutait pas de la supériorité de l'âme sur l'esprit : la volonté, la conscience, les facultés sont dans l'âme. Lorsqu'il n'y a plus d'élan, de volonté, d'intelligence ne dit-on pas : « Une armée sans âme, une entreprise sans âme, un corps sans âme » et là il n'est plus question d'esprit. On parle aussi de l'âme d'un violon qui appelle un virtuose, l'âme d'un blason qui décuple l'énergie de son chevalier, l'âme d'une pierre qui sous le ciseau du tailleur répond si elle est vivante, l'âme d'un canon qui est le creuset d'où s'élancera l'obus.

Objets inanimés avez-vous donc une âme
qui s'attache à notre âme et la force à aimer [2] *?*

La carmélite avait noté avec justesse : *Les yeux sont le miroir d'une âme comme l'esprit est sa parole... Vivre c'est inspirer le premier souffle, et mourir, expirer le dernier.* Quand l'être va mourir, sa parole devient lente, puis il ne parle plus, il perd l'esprit ; à la mort, le regard s'éteint comme l'esprit, l'âme qui lui assurait de vivre s'est retirée du corps passé à l'état de rigidité cadavérique. La substance de l'âme incarnée est dans le souffle qui pénètre le corps et dans la pensée qui l'accompagne ; l'esprit fonctionne peu à peu avec la croissance physique, l'enfant dit quelques mots, puis récitera des poèmes, puis exprimera ce que son âme lui dictera. L'âme et le corps alliés mettent du temps avant d'exprimer leur pensée par l'esprit et parfois, en sont incapables ; néanmoins de tels êtres vivent et sont fort nombreux à avoir l'esprit attardé, le quotient intellectuel négatif : ceci fait s'interroger sur la substance de l'esprit ! Les philosophes hermétistes appellent « esprit » ce qui est volatil, sans consistance, sans solidité au contraire du corps, masse coagulée et fixe ; l'esprit est l'expression de la pensée, elle-même résultant de la conjonction d'une âme et d'un corps.

À l'examen de la nature humaine, il avait été admis par les premiers théologiens chrétiens (Origène, Tertullien), que l'âme émanant du souffle de Dieu, est une substance spirituelle, a une forme, une couleur, qu'elle est jointe au corps dès la conception et s'en sépare à la mort. Opportunément *réduit à une simple fonction de l'âme* par Tertullien[3], l'esprit humain avait été néanmoins situé au troisième pôle de la trichotomie biblique[4] « Corps, Âme, esprit » Cyprien avait réfléchi à cette triade ordinairement citée en plaçant le corps en premier, l'âme en second et l'esprit en dernier; or, la formulation hiérarchisée en « Âme, Corps, esprit » lui paraissait plus conforme à la primauté de l'âme.

Il avait étudié le ternaire, « base de tout phénomène et noumène » en hermétisme (Soleil, Lune, Mercure), dans la religion égyptienne (Osiris, Isis, Horus) et remarqué que dans la Trinité chrétienne, – Dieu, Fils et Saint-Esprit –, la Déesse-Mère vénérée depuis les origines de l'humanité avait été omise. Qui aurait la capacité de découvrir le mystère insondable de la nature divine? Les anciens philosophes avaient limité leur démarche à l'*Animus*, le maître absolu (volonté divine, intelligence suprême, énergie), au *Corpus (*la *Materia prima)* qui est inerte tant que le *Spiritus* (la Lumière, l'Amour, l'Esprit) ne lui insuffle le principe de vie. Ainsi Michael Maier a fort bien écrit : *On doit d'abord considérer le carré ou les quatre éléments de toutes choses… puis on passe au triangle qui se compose de l'âme, du corps et de l'esprit*[5].

Irène de Beauregard n'avait pas manqué d'aborder ce que le corps représentait pour elle. Se référant à l'oraison funèbre de Bossuet pour la duchesse d'Orléans, elle avait souligné qu'*un corps mort occupe peu de place ; seul le tombeau le magnifie par orgueil et vanité... Notre chair devient un cadavre, puis un squelette, puis de la poussière. Au vu de ce misérable reste que Molière « qualifiait de guenille sans importance », qui n'aurait l'humilité de comprendre que sans la grâce divine qui nous donne vie par l'âme, notre corps n'a même pas la durée d'un instrument de musique. Toute la grandeur de l'homme est dans la conscience comme Pascal l'a si bien dit :* « C'est être grand que de connaître qu'on est misérable[6]. »

Néanmoins le corps a sa place et son rôle : on peut affirmer que le corps est indispensable à l'incarnation d'une âme et qu'il doit être entretenu pour que l'âme soit forte. Il en est de même pour le métal abandonné et inerte auquel le mercure philosophique redonne vie et la capacité de générer. Le célèbre médecin Hippocrate (460-337 av. J.-C.) affinait son diagnostic psychologique en relevant l'influence des signes du zodiaque sur les parties du corps du sujet.

Alors que le docteur Faust a démontré la possibilité d'un pacte avec le diable d'une âme dévoyée, nous n'hésitons pas à dire d'une femme passionnée de galanteries qu'elle a le diable au corps. Le diable exerce donc ses talents aussi bien sur l'âme que sur le corps, ce qui est normal puisqu'une âme liée à un corps forme un seul être. Trop souvent on prête au corps la partie sensuelle d'un être jusqu'à vouloir le mortifier, le réduire pour faciliter la prédominance de l'âme. C'est le mythe éloquent du cavalier et du cheval célébré dans l'Apocalypse de saint Jean (VI, 2) : *Et voici un cheval blanc ; celui qui le montait avait un arc et une couronne lui fut donnée ; il partit triomphant afin qu'il vainquît.* C'est l'illustration maintes fois reproduite de l'art de bien conduire sa monture : stèle grecque du cavalier à Antibes, revers de monnaies gauloises et numides, le templier de Cressac en Charente, le cavalier Sforza de Léonard de Vinci, le cavalier polonais de Rembrandt, le cavalier de Kandinsky luttant contre le dragon, etc., et qui symbolise parfaitement le couple formé de l'âme et du corps d'où cette phrase si pleine de sens : « se donner corps et âme à sa moitié, à un ami, à une action, à un travail, à un idéal. »

Je n'ai jamais eu de lumière suffisante pour m'éclairer sur la prééminence donnée au corps, même dans l'Eucharistie où le corps et le sang de Notre Seigneur, le pain et le vin symbolisent le Saint-Esprit qui descend en nous par la communion. Le Christ a annoncé : « Si je ne m'en vais pas, le Paraclet ne viendra pas à vous » (Jean, XVI, 7) ; saint Augustin eut raison de nous dire : *Il est nécessaire que l'Eucharistie soit célébrée visiblement, mais il faut la comprendre de manière invisible*[7].

Cyprien partageait les impressions de son aïeule ; combien d'axiomes seraient à récrire dont le sens est dépassé ou même contraire aux travaux scientifiques ou archéologiques ; il pensait au temps qu'il a fallu pour reconnaître que la terre tourne sur son axe et autour du soleil, – hypothèse envisagée par Aristarque de Samos au IIIe siècle avant J.-C et redécouverte par Galilée en 1632 –, et souffrait des iniques condamnations de Jacques de Molay, Jehanne d'Arc, Jérôme Savonarole, Giordano Bruno, Galilée et tant d'autres.

Il poursuivit son commentaire : Le corps a néanmoins quelque titre de noblesse lorsqu'on lui ajoute les qualificatifs de céleste (soleil et planètes), glorieux (des bienheureux et des saints), sidéral (opposé à animal), subtil ou éthéré (hors norme, se dit des sens qui ont de l'acuité, qui perçoivent ce que les autres ne voient pas, qui pénètrent où les autres ne peuvent aller). Lorsque le corps physique disparaît, il est possible que l'âme reste protégée dans une enveloppe subtile que l'*aura* révèle par émanation impalpable autour du corps vivant. N'est-ce pas ce corps éthéré perçu en phénomène lumineux au-dessus du cadavre qui apparut lors du décès, le 9 février 1824, de Anne-Catherine Emmerich, la célèbre stigmatisée, soulignant *la dimension cosmique du mystère de la mort*[8]. N'est-il pas symbolisé par ce vol de l'épervier que les anciens égyptiens représentaient au-dessus du défunt? par la plume de coq des magiciens chinois, par la plume d'aigle que portent sur la tête les Indiens d'Amérique du Nord?

Il nous est difficile d'évoquer de mauvaises âmes qui continueraient de faire le mal, quoique n'ayant plus de corps physique. Le corps subtil leur permettrait-il de continuer à exercer leurs méfaits? On dit bien que les bonnes âmes manifestent leur aide, leur présence, leur action à ceux qui les prient et les supplient. Y aurait-il des âmes errantes non encore incarnées qui joueraient dans l'invisible aux entités malfaisantes? Les primitifs attribuent des pouvoirs à des objets inertes dont ils font des totems, des symboles vivants; les chrétiens ne prêtent-ils pas des influences aux statues qu'ils vénèrent et encensent? Les interventions d'entités invisibles sont remarquées plus ou moins confusément par nos contemporains et font l'objet de séquences télévisées. Le culte des ancêtres a toujours été pratiqué, mais souvent avec le souci de détruire leurs corps ou de l'enfermer dans un tombeau afin qu'ils ne pussent s'en échapper pour troubler leurs descendants. Dans toute prière il y a la prévention de nous éloigner du mal. Or, ce mal est indispensable à l'évolution de nos âmes, et en lui résistant elles acquièrent des mérites en ce monde et dans l'autre.

La Mère prieure achevait ses réflexions : *Quelles que soient les règles ecclésiales souvent trop humaines et les erreurs historiques des Écritures, le dressage de l'homme s'avère nécessaire pour progresser spirituellement ; le port d'un uniforme finit par transformer l'intérieur de soi, la discipline dans une communauté de moniales assure l'existence en commun et force à prier ensemble des êtres si différents. Peu importent les critiques hélas ! fondées, si en fin de compte la grâce descend sur certaines d'entre nous. Ainsi le Carmel fabrique des filles de haute vertu et ouvre leurs âmes au Saint-Esprit. Les jansénistes affirmaient que* tout est grâce *et l'expérience d'une vie cloîtrée en confirme la vérité.*

Tout en cherchant son étude sur l'aura, Cyprien comme il en éprouvait le plaisir renouvelé, butinait des citations marquées d'un signet dans ses livres. Il nota celle-ci de Sainte-Beuve : *Le jansénisme,* (issu de saint Jean et de saint Augustin), *cette vertu rigoureuse qui tendait à redresser les âmes et que le caractère français n'eut pas la force de porter* et releva celle-là de Maine de Biran : *Il nous faut la grâce divine.* La Foi est dans la certitude du magistère divin, c'est le pari de Pascal.

Cyprien agrafa à son commentaire du journal de la Révérende Mère, son texte retrouvé « Du langage de l'âme » et sur l'aura qui en est peut-être la substance. Disserter de l'âme, du corps et de l'esprit aboutit à traiter dc l'âme puisque le corps est connu par la science et que l'esprit n'est que le moyen d'expression d'une âme incarnée dans un corps. Deux anciennes études intitulées « De l'approche de l'âme » et « L'âme et l'encens » avaient été classées dans ce dossier ; il crut bon de les annexer se réservant le soin de les corriger plus tard. Car il se remémorait la citation de saint Hilaire : *Rien n'est plus digne de la gloire de Dieu que de Le placer hors des limites de l'intelligence humaine*[9].

Notes

1. Corneille, *Médée*, I, 2, La Pléiade, 1950.
2. Lamartine, *Milly, Harmonies poétiques*, Œuvres complètes, La Pléiade.
3. Tertullien (155-220), *Sur l'Âme,* trad. Genoude, Paris, 1852.
4. Ch. Guignebert, *Le monde juif au temps de Jésus,* 145-148, Évol. de l'humanité, XXVIII, 1935 : « Vers le temps de Jésus, les juifs qui contrairement aux Esséniens ne croyaient pas à la pré-existence de l'âme et pour qui l'âme disparaissait avec le corps, se représentaient l'être humain sous un aspect trichotomique : corps *(basar)*, âme *(nephesch)*, esprit *(rouach)* » repris par Paul de Tarse.
5. Michael Maier (1568-1622), *Atalanta Fugiens*, XXI, Oppenheim, 1618, trad. Étienne Perrot, Paris, 1969.
6. Pascal, *Pensées*, La Pléiade, 1954, p. 1156.
7. Henri Coton-Alvart, *Lettre sur l'Eucharistie, op. cit.*, p. 149. -- Mgr Landriot, *L'Eucharistie,* avec une introduction sur les Mystères, Paris, 1880.
8. Joachim Boufflet, *Encyclopédie des phénomènes extraordinaires dans la vie mystique*, Œil, 1991, p. 100.
9. Hilaire de Poitiers, *Sur la Trinité*, Namur, 1964.

Du langage de l'âme

« Y a-t-il un langage de l'âme indépendant de ses incarnations ? »

Pour aborder un tel sujet il est indispensable de se rappeler avec humilité l'exorde « Sur l'Âme » de Tertullien[1], philosophe carthaginois et sans doute le plus original des premiers penseurs du christianisme : *En raison de son origine, traiter de l'âme est du ressort de la révélation divine.*

De même que nous ignorons comment nous pensons, nous ne savons pas la nature de l'âme, ce qui réduit tout commentaire à des interprétations relatives. C'est probablement quand on expire pour la dernière fois le souffle vital que l'on découvre son âme….

Selon les philosophes antiques *Tout ce qui vit a une âme*; Leibniz écrivait : *Il y a sans aucun doute des images génériques dans l'esprit de l'animal comme dans le nôtre; la supériorité de l'homme est qu'il pense avec des mots.* Les récentes découvertes en biologie révèlent que les chimpanzés ont le même nombre de gènes que l'homme et que les singes sont nos lointains cousins[2].

Quoi qu'il existe des animaux plus intelligents que certains hommes, l'alliance de l'âme et du corps chez l'animal paraît se limiter à l'instinct comme mode d'expression; l'homme primitif possédait aussi ce sixième sens dont il ne lui reste que l'intuition. Chez l'être humain l'alliance de l'âme et du corps fait la personne, différente des autres, oriente la conscience, la pensée, les facultés morales, intellectuelles et sensitives qui s'expriment par le canal de l'esprit. Il est évident que l'esprit diffère aussi selon les êtres, car chaque individu a une conscience personnelle, mais le principe de vie, le souffle vital octroyé lors de la conception paraît être semblable pour chaque être; ce serait l'alliance de l'âme et du corps qui déterminerait la différence en âme forte ou faible, à moins d'admettre pour l'âme incarnée un parcours de vies antérieures. Cette étincelle d'énergie spirituelle est plus ou moins rayonnante selon le corps qui lui est attribué et semble croître ou s'éteindre selon l'existence choisie, – la destruction progressive du corps par le vice ou la drogue produisant une diminution des potentialités de l'âme jusqu'à l'abêtissement. Un sain entretien du corps contribue à la santé de l'âme, ce que Rabelais et Montaigne doivent encore enseigner aux lycéens en application de la maxime de Juvénal : *Mens sana in corpore sano.*

Dans une famille un frère et une soeur peuvent être complètement différents d'attitude et de caractère, tandis que la rencontre d'une « âme-soeur » malgré la diversité d'origine familiale et même de complexion physique, révèle une similarité de comportement spirituel, c'est-à-dire d'âme. Il ne s'agit pas de la ressemblance extérieure qui dépend souvent plus des ascendants que des parents ; cette parcelle d'âme parmi des milliards d'étincelles plus ou moins denses, ce ferment infinitésimal de vie que l'âme apporte à un corps détermine sa forme et liée à lui, donne la conscience, la pensée, les facultés intellectuelles.

L'âme, principe de vie de nature spirituelle (Spiritus), incarnée dans un corps qu'elle rend vivant, s'exprime par l'esprit, moyen de communication octroyé dès la naissance. Cet instrument exige les capacités d'un poste récepteur et émetteur : recueillir les messages de nos sens corporels, des pensées d'autrui, des idées en suspension, les enregistrer, les utiliser pour penser et agir, les transmettre ou les oublier. Il existe à la disposition de l'esprit plusieurs modes de communication dont Buffon disait que l'enfant devait apprendre à se servir : les sens passifs pour ressentir les impressions (la vue, l'ouïe, l'odorat, le goût) et les sens actifs pour s'exprimer (l'œil ou le regard, la main ou le toucher, la bouche ou la voix) : le regard est différent du commandement et de l'amour, l'art (musique, peinture, poésie, sculpture) fait intervenir la main, la bouche reçoit l'hostie, participe à la démonstration de l'amour et exhale le souffle du transit de l'âme, la prière ou le chant fait intervenir la voix, tel l'oiseau qui offre au Créateur son bonheur de vivre. L'esprit est ainsi l'appareil qui en utilisant les sens, met l'homme en relation avec des sujets ou objets extérieurs ; les sens fonctionnent telles des machines pour le physicien ou mieux sont des antennes captantes ou irradiantes[3].

Toutefois il est un sens interne, appelé parfois le sixième sens ou la quatrième dimension, qui permet à l'homme de percevoir sans intervention des sens corporels, des rapports esthétiques ou moraux et d'en enrichir sa pensée ; cette antenne plus ou moins développée selon les individus relève directement de la conscience. Ainsi la mystique, la voyance, l'intuition établissent la relation uniquement par la pensée et la méditation dans le silence ; autant de mystiques, de voyants, d'artistes, de poètes, d'inventeurs utilisent cette modalité d'expression d'essence spirituelle, car l'âme, de la nature du Feu et de l'Air, *naturaliter religiosa*, est reliée par polarité verticale au Saint-Esprit, à l'Énergie divine[4].

Dans un corps vivant où est située l'âme ? Les Celtes la plaçaient dans la tête et suçaient la cervelle de l'ennemi vaincu afin d'absorber sa force, les Ostiaks de Sibérie coupaient la tête de l'ours afin de la vénérer et demander à son âme de les épargner dans la forêt, les Égyptiens optaient pour un double subtil *(ka)* qui habite le corps et s'en échappe à la mort sous la forme d'un épervier, les aborigènes des îles Marquises fermaient le nez et la bouche des mourants pour empêcher l'âme de sortir, Descartes la plaçait dans la glande pinéale du cerveau. La caractéristique de l'âme est d'être invisible à l'homme qui n'a pu la mesurer, motif pour lequel les positivistes affirmaient son inexistence ! Mais la pensée de l'homme depuis toujours a pressenti l'existence de l'âme et ceux qui ont essayé de prouver que la matière pensait, ont ainsi démontré qu'ils ne pensaient point !

À la suite des stoïciens et de Tertullien qui admettaient la corporéité de l'âme, Paracelse affirmait : *Il existe dans l'homme un corps invisible*[5]. Or, l'être humain est constitué d'une âme et d'un corps ; par analogie avec le corps animal, il est admissible d'envisager que l'âme ait un corps sidéral, éthérique (Feu et Air), qui assure le mouvement de la vie au corps physique (Terre et Eau) ; ainsi l'homme est bien composé des quatre éléments dont l'esprit exprime le lien. Cette corporéité de l'âme n'est visible que par l'aura.

Le terme « aura » vient du latin *aura*, qui signifie : souffle, vapeur, brise légère ; elle paraît entourer tout corps physique, plaçant l'âme comme un cavalier sur le cheval et pour le commander. L'âme reste liée à l'Esprit divin dont elle a reçu le principe spirituel de vie que lors de la mort du corps elle rendra au plérôme des âmes, « source spirituelle inépuisable d'eau vive » ; on peut imaginer qu'au cas où elle n'aurait pas achevé son élévation, elle soit destinée à une nouvelle course, une autre existence dans ce monde ou dans l'autre. L'aura accompagnant le corps apparaît à l'instar d'une aurore boréale, comme une luminescence, non du corps mais de l'espace qui l'avoisine, telle une silhouette diffuse, translucide (que les artistes ont traduite par l'auréole, le nimbe, la mandorle entourant les saints). Le don exceptionnel de voir l'aura d'un être vivant (homme, animal, végétal[7], minéral) permet-il d'approcher la substance de l'âme, formée semble-t-il de fluides aériens, d'effluves plus ou moins teintés. À notre perception, cette silhouette subtile utilise la forme du corps matériel à moins qu'elle ne la lui donne (corps humain, feuille d'arbre) ; étudiée par le biologiste Kilner et photographiée par le russe Kirlian, les médiums la perçoivent de diverses couleurs selon le degré de spiritualité du sujet ; ces expériences ont décelé l'émission d'aura autour du corps pendant trois jours au moins après la mort; conserverait-elle aux saintes reliques un pouvoir énergétique, voire électro-magnétique? Cette faculté d'entourer le corps physique et de paraître pouvoir s'en extraire expliquerait les phénomènes de déconnection par les songes, de bilocation, ubiquité[8], lévitation[9], extase, perception à distance... que les mystiques éprouvent dans leur ascension spirituelle. L'aura serait notre mode de perception du corps subtil que l'on prête à l'âme et qui subsisterait après la mort du corps physique pour accompagner l'âme. Origène pensait que la forme immatérielle du corps ne périt pas avec lui. La mystique Catherine Emmerich s'est ainsi exprimée sur la mort de Jean l'évangéliste : *Au moment où Jean s'affaissa en rendant le dernier soupir, j'aperçus au milieu de l'auréole qui l'entourait, une forme lumineuse, entièrement semblable à lui, qui se dépouillait de son corps comme d'une enveloppe grossière et disparaissait ensuite avec sa lumière*[10]. Rudolf Steiner[11] a évoqué l'homme recouvert de plusieurs enveloppes protectrices dont il est délivré à la naissance et à la mort; subsiste le corps subtil qui protège l'âme. Ainsi ce qui naît de notre mort, c'est l'âme protégée par son corps sidéral. De même que les anciens égyptiens représentaient l'âme par une plume que l'on pesait dans la balance du jugement[12], il est possible de se figurer l'âme comme une entité lumineuse dont la radiance s'accroît lorsque selon l'état de pureté de l'être, l'écran opaque du corps physique devient transparent à la pénétration de la lumière. Le mandala qui symbolise l'âme humaine est un mouvement circulaire autour d'un point central qui concentre la puissance spirituelle impondérable ; les sept chakras considérés par les hindous comme « les portes de la conscience », sont fréquemment représentés par une roue entourée de pétales de formes différentes puisqu'ils traduisent les divers modes d'énergie du corps subtil de l'être vivant [13].

Il n'existe pas à notre connaissance un langage de l'âme qu'une école Berlitz pourrait enseigner ; personne n'a jamais pu en établir la grammaire. L'art sacré en serait-il la traduction ? Certaines toiles de peintres, certains morceaux de musique ou de poésie, certaines démarches mystiques ou de voyance sont inspirés par quelque chose qui surpasse l'entendement commun. Dans l'art à travers les siècles il est quelques artistes qui ont reçu une âme (une grâce) plus forte ou plus subtile que les autres et qui les a mis en contact avec l'Invisible, de l'interprétation du chant de l'oiseau, aux volutes du parfum d'encens, du plain-chant monacal à la *Pavane pour une infante défunte* de Ravel ou au *Requiem* de Verdi, des Bonnes chansons de Verlaine aux sculptures de Subirachs et à l'architecture du cloître de Monreale, du dessin abstrait de Kandinsky à la mesure infime de l'homme dans les paysages chinois et aux portes en bronze de Sainte-Sophie de Novgorod, des concertos de Mozart à l'architecture de San Pere de Roda et au clair-obscur de Rembrandt. Hormis le chef-d'œuvre, rien n'est jamais fini ! Les gravures simplifiées des temps préhistoriques, des aquarelles retenant l'impression instantanée sans retouches, les symphonies inachevées telles la 8e de Schubert, la 9e de Beethoven, l'ultime portrait peint par Rembrandt mettent plus sur la voie de l'âme que le réalisme parfait d'un travail terminé.

À certains moments, en certains cadres et circonstances, notre esprit ne semble plus émettre ce qui provient des sens ni de la pensée : un silence, une prière, une admiration exaltante d'un paysage, d'un être supérieur, une méditation qui libère des carcans matériels, le parfum d'une compagne aimée, un air de musique, comme si l'âme passait un message hors des expressions habituelles de l'esprit. On a l'impression d'avoir changé de longueur d'onde et de voir ou d'écouter ce qu'on ne verra ni n'écoutera pas deux fois. Cette communication avec l'invisible est celle des mystiques qu'il est difficile d'extraire de leurs écrits pour qui n'a pas vécu leur extase. Mais il peut nous arriver d'être séduits par une icône, une gouache, un fusain, une mosaïque, une sculpture, une sonate, un lied, la musicalité d'un poème. L'étude du comportement de grands artistes dans la représentation de sujets qui prêtent à interprétation métaphysique, permet d'approcher la différence entre l'expression consentie à l'être humain (l'esprit) par interaction de son âme et de son corps et l'expression propre à l'âme seule lorsqu'elle s'évade un moment du corps. L'inspiration spirituelle de l'artiste crée le chef-d'œuvre qui défie les siècles et surpasse le niveau moyen des hommes, car l'âme a sa source dans l'éternel et l'infime de son message dans la brièveté d'un instant peut déboucher sur l'éternité.

Cette notion d'immortalité explique sans doute en partie notre ignorance de la nature de l'âme. Pour éviter d'écrire comme Littré qu'elle est la qualité de ce qui est immortel, mieux vaut avoir recours au poète :

Trois mille ans ont passé sur la cendre
d'Homère,
et depuis trois mille ans Homère respecté
est jeune encore de gloire et d'immortalité[14].

Cicéron n'a pas manqué d'écrire : *Le pressentiment de l'immortalité existe chez les plus grands esprits* et Bergson a conclu notre interrogation : *L'immortalité est non seulement possible, mais probable*[15].

Afin d'approcher le langage de l'âme à défaut de connaître scientifiquement sa nature, quelques œuvres marquées du génie mettent sur la voie ; le génie est la marque au fer rouge du Saint-Esprit, l'aptitude à comprendre sans avoir appris, diffusée aux apôtres à la Pentecôte, l'étincelle d'esprit divin tombée subitement sur un pèlerin. Au contraire, l'âme de la brute est étouffée dans la matière ; il est des chiens, des chevaux, des singes, des castors, des abeilles, plus intelligents que des humains idiots et ignares. L'étonnement serait vain de croire au bon sens alors que les congénères s'acharnent à perdre les vraies raisons de vivre.

À l'examen de ce monde, Héraclite ne voyait que le multiple et le mouvement dans un vaste système d'actions et de réactions qui est l'ordre cosmique comportant l'attirance et la compensation des contraires, l'éternel retour du progrès matériel et de la décadence spirituelle. Dans le creuset des correspondances entre la pensée et les sens qu'exprime notre esprit, il est un lieu de synthèse où gît la conscience ; elle est le plus haut niveau de l'être ; pour les âmes bien nées elle confère la droiture du « Je suis, donc je dois » ; quand elle n'est pas faussée par l'éducation et le milieu, elle fait discerner le bien du mal. Cette opération, comparable au grand œuvre alchimique fondé sur la séparation du pur et de l'impur, n'est réalisable « dans la juste mesure » que par l'intervention de la grâce divine. Encore faut-il avoir reçu la volonté d'élever ensemble l'âme et le corps pour l'accueillir, s'il en a été ainsi décidé au grand Livre de la vie !

Comment s'exprime l'âme ? Kandinsky a tenté d'y répondre. Il a pensé après de multiples recherches qu'il fallait transcender la représentation picturale, en écarter le corps, géométriser pour traduire l'intellect dépouillé des scories de la matière. Mais l'âme ne possède pas que des facultés intellectuelles, l'esprit est un de ses instruments pour s'exprimer ; elle reste liée au corps afin de capter l'apport des sens ; donc elle ne peut être dissociée du corps puisque la condition humaine est faite d'un corps et d'une âme. Il faut donc laisser sa place au corps et ne pas l'écarter du tableau.

Dans l'huile sur carton de Kandinsky, intitulée « Saint Georges IV [16] » (1917), le cavalier (l'âme) sur le cheval (corps) terrasse le dragon tandis que c'est la femme en prière à droite qui exprime la spiritualité, le paysage constitué des maisons des hommes nous maintenant sur terre. Un paysage identique de Moscou apparaît aussi dans la gouache des « Croisés » qui allie le figuratif à une interjection abstraite du cavalier qui se retourne sur son cheval afin d'arrêter la charge sans doute inutile de ses soldats.

Rembrandt qui n'a jamais été égalé pour présenter la condition humaine à la recherche de l'Invisible (Tobie et sa femme », « Le cavalier polonais »), sut rendre par le clair obscur cette sphère de lumière que l'homme ne peut pressentir que par le contraste de l'ombre qui la lui fait découvrir. Le corps n'est pas plus absent des icônes byzantines, au saint amaigri et buriné par l'ascension spirituelle, ennobli par la prière intérieure qui transparaît du visage et que Rembrandt dans la pléiade de Cimabué, Giotto, El Greco, Zurbaran, a traduit dans « Le philosophe au livre ouvert », « Le vieillard Siméon et l'enfant », ainsi que dans la beauté mystique du Christ « bénissant les enfants », « guérissant les malades », « prêchant au peuple », « conversant avec les pèlerins d'Emmaüs (1648) », « en prière au jardin des oliviers »

Chez Kandinsky, il y a une soif de traduire plus, dans le souci de libérer la spiritualité de la matière désormais réduite au graphisme, à des lignes, des points, des courbes, des cercles et quelques couleurs vives. Le cheminement qu'il a suivi et surtout à partir de 1909 (« Improvisation VII ») allie les couleurs et des formes alignées, accentuées jusqu'à laisser hésiter sur la silhouette d'un personnage ; mais la couleur et la forme ne suffisent pas à son but de sublimer l'art. Dépassant les « Crinolines » où l'on sent un impératif de sacrifier à des statures hiératiques le flou de têtes sans visages, il est animé par un retour sur le passé de la sainte Russie ; et c'est plus encore puisqu'il écrit à cette date « Le spirituel dans l'Art » qui va dominer sa recherche, sa pensée et son pinceau jusqu'à sa mort [17].

« Improvisation III » relie une fois de plus le symbole du cavalier à la religion, c'est-à-dire au contact avec l'Invisible ; cette huile sur toile marque un sommet, aboutissement de sa première manière aux larges couleurs maintenues, aux angles appuyés des lignes et surtout cette marche au pas du cheval sur une route montueuse devant une prison des hommes : ce cavalier pense et penche son corps vers le but de l'ascension ; la lutte contre le Mal doit être livrée par l'âme (le cavalier) qui commande au corps (le cheval), seul procédé pour tuer le dragon.

Le « Paysage d'automne » (1911) va plus loin dans la sobriété du trait qui nimbé de taches de couleur suggère le village, les bois, les champs. Dans le panorama de son œuvre, les Improvisations où la nature reste présente, vont désormais laisser place aux Compositions dont la VII marque un tournant en 1913. La profusion des lignes qui s'interpénètrent sur des sujets complexes à formes de plus en plus géométriques dressées avec règle et compas et de rébus inaudibles à l'entendement, aboutit en 1919 à ce qui sera son enseignement de professeur heureux au Bauhaus (1922-1933).

En s'éloignant trop de sa manière traditionnelle déjà épurée il va entrer dans le domaine mathématique par association de pensées et obéir au langage des nombres (Pythagore) et de la géométrie (Euclide) pour tenter d'exprimer le langage de l'âme. Il parut être satisfait de sa quête à l'instar du chef sioux, James Lame Deer qui disait : *Je ne suis rien sans la soif d'un rêve divin.* Sa vision trop intellectuelle n'exclut pas que le retour à l'équilibre resurgît parfois : tel « Simple » (1916) au milieu de compositions que Salvador Dali aurait nommées « psychédéliques ». Sa philosophie, emportée par la quête de l'invisible a oublié le sens de la mesure [18], imposé un carcan à l'imagination et soustrait le corps de ses esquisses; il crut pouvoir résoudre la figuration abstraite qu'il recherchait (Dans le carré noir, 1923), par la logique : *plus que le triangle et le carré, le cercle indique le chemin de la 4e dimension* [19].

On penserait qu'ayant constaté les limites des formes géométriques et des feux d'artifices de l'esprit, il aurait su mêler sa remarquable technique à l'équilibre nécessaire à la pensée entre l'âme et le corps, la Mystique et la Terre, car l'invisible représenté sur une toile par une logique formelle et des morceaux choisis de couleurs, sans recours à l'imaginaire issu de notre primitivité corporelle, n'est pas le véritable Invisible, ni l'approche de la Spiritualité divine : fermer les yeux du corps peut ouvrir ceux de l'âme [20] (L'« Homère aveugle » de Rembrandt, 1663), mais la quête mystique repose sur la synthèse de l'âme dominant le corps ; elle est un effort sans cesse soutenu pour nous dégager de l'impulsivité, de la raison et de l'automatisme. Certes, superposer des lignes et des couleurs est un moyen de s'exprimer comme le poète par des mots, mais la vraie poésie est musique et exige de pincer les cordes de la harpe pour écouter les effluves spirituels, voir la *materia prima*, la flamme, la lumière de l'alchimie et parvenir au dépouillement de soi-même. Hartung tentera d'accomplir cet itinéraire par ses frustes barrières de bois noir qui ouvrent sur l'autre domaine. Bernardin de Saint-Pierre nous avait déjà prévenus qu'aux besoins du cœur humain répondent mieux les mystères de la nature que des démonstrations géométriques.

Sans la source irradiante de la Lumière comme sans cellule initiale il ne peut y avoir de vie : la cellule comporte des métamorphoses, des mutations selon une Intelligence directrice : or, si l'homme est capable de détruire, même l'humanité, il est incapable d'assurer l'équilibre entre les espèces, entre les races et les nations ; pis encore, il envisage de fabriquer des clones qui prouvent sa dégénérescence. Roger Bacon écrivit avec sagesse : *Pour participer à l'entretien de la Nature,* il faut obéir à sa loi. »

Afin d'émettre des sons il faut un instrument et aussi pour les capter, ne serait-ce que la voix ou l'oreille. Avant d'avoir accompli sa mission et subi le jugement dernier par la séparation du pur et de l'impur, l'homme qui choisit la route des cieux est appelé à mourir plusieurs fois pour renaître, mais avec un corps et une âme tant qu'il est sur terre : l'union du volatil et du fixe exsurge le principe de vie et conduit vers la pierre philosophale. Mourir, c'est dégager le principe de vie, l'âme de sa gangue, c'est obéir à la volonté divine dans la sérénité d'une vie maintenue aussi droite que possible, avec l'espoir de pouvoir mieux aider ceux que l'on quitte à regret, et de « la joie parfaite » (sommet atteint par saint François d'Assise) de retrouver les êtres aimés et d'accéder à la Lumière.

En 220 av. J.-C., le premier empereur de Chine avait constaté les erreurs et les méfaits de l'écriture, expression d'une logique déconnectée des réalités ; il fit brûler tous les livres exceptés ceux traitant de divination (accès au divin) et d'agriculture (par obligation de vivre sur terre)[21]. Trop tard, ayant pressenti sa mort prochaine il envoya quérir l'élixir d'immortalité dont des sages aux limites de son empire lui avaient autrefois parlé mais que ses fidèles ne purent retrouver. Le terme d'une vie n'est pas le terme des choses, chacun est commis pour un temps à un travail d'ouvrier qu'un autre sera chargé de parfaire.

Le sujet choisi plutôt dans l'art de peindre, mène au même but que celui offert par la musique, la poésie, la sculpture ou l'architecture. Outre la volonté de découvrir, il faut encore que cet effort reçoive la manne céleste qui le fera fructifier. Il ne suffit pas de regarder ce que font les hommes, il faut surtout sélectionner où l'on pressent la spiritualité ; ce critère fait exclure les poteaux tronqués de Burren, les tuyaux assemblés de Beaubourg, la froideur glacée du Grimaldi-forum à Monaco et tant d'autres édifices dont la beauté est absente à des fins de profit et de vanité. Revenons-en aux chefs-d'œuvre des hommes, appelés autrefois « les 7 merveilles du monde » auxquelles s'agrègent par similarité de conception les chapelles préromanes des Nememtchas ou de Cappadoce, la crypte de Saint-Sylvain d'Ahun ou la Portioncule d'Assise : il y a de rares lieux où souffle l'Esprit, là où la beauté et la vérité peuvent être approchées.

La perfection d'une horloge est dans son exactitude et le rythme constant de son balancier. Quand on veut qu'elle aille plus vite ou *quand on court après l'esprit, on attrape la sottise* (Montesquieu).

En paraphrasant une pensée du moraliste Joseph Joubert on pourrait dire que l'esprit n'a point de part à l'art véritable qui est un don du ciel; la conscience n'a que faire du progrès matériel, mais son enveloppe corporelle n'en dédaigne pas les avantages.

L'équilibre est difficile à atteindre pour l'homme qui néglige sa nature bipolaire (âme et corps). Aussitôt après sa création, l'indispensable présence d'une compagne lui fut attribuée avec qui peut s'établir le dialogue des âmes; ainsi, l'histoire a retenu des ménages équilibrés exemplaires tels celui de Nicolas Flamel et de dame Pernelle. Lorsqu'un vrai couple s'est formé unissant mâle et femelle pour le meilleur et pour le pire (en ce monde et dans l'autre), sa force est doublée en tout domaine et l'ascension spirituelle plus aisée d'atteindre l'horizon dégagé des miasmes terrestres, tout en vivant sur terre.

À certains moments, en certains lieux, après un temps de prière et de profonde méditation, cet horizon inconnu se découvre un très bref instant : c'est le moment où l'âme s'exprime modifiant de clair-obscur la couleur trop vive, estompant la brisure de la ligne pour tisser la bonté, retenant la main pour marquer le silence, alliant la beauté que l'on voit à la vérité que l'on sent. Il semble alors que dans la joie parfaite de retrouvailles vécues, l'un puisse dire à l'autre : « C'est ainsi que la grâce divine se manifeste aux hommes et peut-être aussi le langage de l'âme ? »

NOTES

1. Tertullien (155-220), *Sur l'Âme*, Œuvres complètes, trad. de Genoude, Paris, 1852.
2. Yves Coppens, *Aux origines de l'humanité*, éd. Fayard, 2001.
3. Schopenhauer : « La rétine, normalement incapable de plaisir ou de douleur, est un sens objectif, les qualités qu'elle perçoit sont seulement transmises au cerveau et interprétées par la conscience » (*Sur la perception visuelle et les couleurs*, 1805).
4. Titus Buckhardt, *Alchimie*, 151, Bâle, 1974 ; C. G. Jung, *Alchimie et Psychologie*, 17, Paris, 1970.
5. Paracelse, *Liber Paramirum*, p. 286, Œuvres complètes, édit. Chacornac, 1984.
6. Henri Coton-Alvart, *Les Deux Lumières*, Dervy, 1997; Henri La Croix-Haute *Propos sur les Deux Lumières*, Le Mercure Dauphinois, Grenoble, 2001.
7. Comme le lichen est la symbiose d'une algue et d'un champignon, les arbres s'associent pour fructifier. Récemment Tomas Heuer a réussi à capter la bioluminescence des arbres et à photographier leur aura aux couleurs vives et différentes selon

l'espèce, leur maturité, leur union par les fleurs et les conditions atmosphériques (*Racines célestes*, éd. Piazzola, Ajaccio, 2001).

8. Martin Lamm, *E. Swedenborg* (1688-1772), trad. E. Soderlindh, Stock, 1936.

9. Robert Hollier, *Le Tohu Bohu*, p. 175, Omnium littéraire, 1972, et *La Métapsychique*, p. 360.

10. *Visions de la vénérable Anne-Catherine Emmerich* (1774-1824), vol. III, 504, éd. Tequi, 1965.

11. Rudolf Steiner (1861-1925), *La science de l'Occulte*, éd. Triades, 1970.

12. « La pesée de l'âme », *Livre des morts*, papyrus vers 1450 av. J.-C., British museum, Londres. - « Le signe des Balances », cité par Nicolas Flamel, *Des figures hiéroglyphiques*, fig. 7.

13. Monica Esposito, *Corps subtil*, Tara Michaël, *Les Cakra*, dans Dictionnaire de l'Ésotérisme, éd. PUF, 1998.

14. Marie-Joseph Chénier (1764-1811), *Épître à Voltaire*, 1806.

15. Henri Bergson, *L'Évolution créatrice*, p. 291-292, 1907 ; *L'Énergie spirituelle*, p. 28-29, 1919.

16. *Catalogue des œuvres de Kandinsky*, Fondation Maeght, 2001 : fig. 59 ; 5 ; 33 ; 26 ; 28 ; 37 ; 74.

17. Kandinsky, *Le spirituel dans l'Art et dans la peinture,* 1954 et Denoël, 1989.

18. « *Est modus in rebus* », Horace, *Satiriques*, I, 1,106.

19. Kandinsky, *Regards sur le passé*, 1912-1922, p. 201.
20. Maine de Biran : « Renoncer aux sens ouvre à la vie spirituelle », *Journal intime* (1821).
21. Cette distinction en trois catégories rejoint celle des Esséniens au Ier siècle avant notre ère, qui se répartissaient en contemplateurs, agriculteurs et thérapeutes (A. Dupont-Sommer, *Les écrits esséniens de la Mer morte*, 1959).

De l'approche de l'âme

« C'est l'âme du violon
qui ressemble le plus à la nôtre,
mais peu d'hommes sont des virtuoses. »

Est-il nécessaire d'abolir la rumeur du monde où il nous est prescrit de vivre, pour entendre la musique spirituelle ? À la lumière des recherches sur l'origine des religions on ne peut douter de la préexistence des lois cosmiques découvertes par la contemplation et la méditation de nos premiers grands ancêtres, puis traduites en langage scientifique par des savants [1].

Où et comment les plus inspirés eurent-ils conscience de l'existence de l'âme et de son immortalité ? Où découvrirent-ils que la nourriture de l'âme est la Vérité ?

Il faut remonter au premier manuscrit religieux connu : le *Rig-Véda* [2] de langue sanscrite, composé vers l'an 1500 avant notre ère d'hymnes antérieurs, intentionnellement hermétiques, à la louange des forces invisibles pressenties à longueur de temps et de réflexion.

Cette religion naturelle[3] naquit en Bactriane, région située entre les fleuves qui se jettent dans la Mer d'Aral, l'Amoudaria (autrefois : l'Oxus) et le Syrdaria (l'Iaxarte), appelée aujourd'hui l'Ouzbekistan (Samarcande) et le nord de l'Afghanistan (Kaboul). De cette contrée, la population se déplaça en suivant le cours de l'Indus, gagna la vallée du Gange où son établissement date au plus tard du quinzième siècle avant notre ère.

Aucun document ne permet de dire si ce peuple venait d'ailleurs. Ce que l'on sait concerne ses migrations vers l'Iran, en Inde et aussi vers l'Ouest jusqu'en Irlande (Eire). Seul le *Véda*, écrit tardivement, permet d'envisager ce que fut la civilisation védique.

« Les Hymnes du *Véda* relatent la naissance et la formation des premiers cultes à partir des forces qui engendrent les phénomènes naturels; ils ne laissent supposer aucune influence étrangère[4]. » L'hymne est la première forme poétique que la pensée religieuse ait revêtue. Les hymnes orphiques de la Grèce comme les hymnes avestiques procèdent des hymnes primitifs.

La doctrine du Logos, du Saint-Esprit, du Verbe divin n'a-t-elle pas son origine dans l'hymne à la sainte Parole : *Comme le vent je respire dans tous les mondes et je m'étends jusqu'au ciel*[5]. On la trouve comme source du Feu, – énergie spirituelle –, et comme principe du devenir chez Héraclite, dans les fragments qui subsistent de son *De Natura* au VIe siècle avant notre ère.

La métaphysique des *Védas* était fondée sur l'existence, ressentie en pensée, d'un suprême architecte de l'univers et sur la distinction dans l'être humain entre l'âme et le corps, l'une immortelle, l'autre mortel[6]. Le corps n'est qu'une forme puisqu'il y a des milliers de corps créés par d'autres corps ou subissant leur influence. Ils sont visibles (ex. le corps de l'homme) ou invisibles (ex. la lumière, la chaleur du soleil qui font croître les êtres vivants). Les plantes et les animaux se nourrissent mutuellement de leurs corps, servant d'aliments à d'autres corps. Sous toutes ces formes il existe une force invisible, identique dans tout être créé, unique dans son essence, indestructible (Platon) qui subsiste au corps périssable, c'est l'âme, le principe de vie, l'énergie spirituelle.

Lorsque la période d'union d'une forme (corps) et du principe (l'âme) s'achève, l'âme se sépare du corps ; celui-ci se dissout dans la terre, sa forme disparaît, l'esprit s'éteint, qui est le mode d'expression de l'âme à travers le corps. Seul subsiste le principe de vie (le feu qui anime le regard, le souffle qui traduit la vie, l'énergie du mouvement) qui retourne à sa source dans le monde invisible.

Que l'œil aille dans le Soleil, le souffle dans le vent, ce qui est dû au Ciel et à la Terre, aux Eaux et aux Plantes les parties de son corps qui leur appartiennent ! Mais il est une partie immortelle... chauffe-la de tes rayons, embrase-la de tes feux, ce corps glorieux transporte-le au monde des pieux (saints) [7].

Cette notion d'immortalité est affirmée maintes fois dans le *Véda.* Deux questions y sont évoquées.

La première concernait le passage de l'état de mort à celui d'immortalité. Était-il possible de réaliser cette pérennité pendant la vie ? La conquête de la Vérité conduisant à la Béatitude, la Connaissance de nos limites et de l'infini de notre conscience paraissent avoir été la voie pour y accéder à condition d'être gratifiés de l'énergie des puissances bienfaisantes. Dans les premiers versets du premier hymne du *Véda* il est prescrit d'être ouvert à la Vérité supra mentale et d'essence divine, de prier les dieux afin qu'ils facilitent l'évasion hors des faussetés de notre mental limité, sacrifier notre moi imparfait, transcender notre être par la Vérité. Ainsi, selon ces premiers sages, l'homme sort de sa condition de souffrance par l'éveil en lui de la Connaissance qui le mène à la

Béatitude. Cette conception primitive est restée constante dans les religions postérieures. Une critique vient à l'esprit : comment l'homme créé limité, pourrait-il faire éclater sa nature (âme plus corps) qui forme sa condition d'homme voulue par Dieu? à l'évidence, cette transformation ne dépend que du Créateur, ce que par la suite, saint Augustin, puis les jansénistes appelleront « la prédestination certaine, sélective et gratuite ». Sans la volonté octroyée à la naissance ou acquise en cours de route, l'homme ne peut évoluer ni s'élever.

L'autre question était de savoir si le vivant devenait immortel avec son corps qui se réduisait en poussière à la mort. Afin que l'âme ne se perde pas dans l'océan des âmes, les prêtres-poètes eurent l'idée du « corps glorieux », enveloppe protectrice de chaque âme, invisible quoique dans la forme du corps physique, permettant à l'âme d'effectuer des voyages hors du corps physique et à sa mort, vers l'autre monde. Cette conception d'un corps physique mortel et d'un corps glorieux immortel (qui peut continuer de se manifester partout et en tout) ne semble pouvoir résulter que d'une intuition, d'une vision métaphysique octroyée à des hommes à prédominance spirituelle (le brahmane, poète et thaumaturge), dont la réflexion était inspirée par la recherche de la Vérité et servie par un regard non pollué et perspicace de la Nature.

Honoré de Balzac expliquant le voyant Swedenborg a écrit : *Les effets terrestres étant liés à leurs causes célestes, font que tout y est correspondant et signifiant. L'homme est le moyen d'union entre le naturel et le spirituel. Les esprits angéliques connaissent donc essentiellement les correspondances qui relient au ciel chaque chose de la terre dont ils décèlent la signifiance. La moindre fleur est une pensée, une vie qui correspond à quelques linéaments du grand tout, duquel ils ont une constante intuition*[8]. Tertullien avait déjà écrit en l'an 197 de notre ère : *La Nature, pure et simple, apporte à la Vérité un témoignage supérieur à toute érudition* (De testimonio animae).

Il y a cent cinquante ans, Émile Burnouf a traduit le processus de révélation des premiers penseurs religieux : *C'est l'ombre d'un nuage qui passe ; un froid subit, un vent léger l'accompagne ; la poussière du grand chemin est soulevée, les arbres se courbent et leurs branches s'agitent ; la surface unie de l'étang se ride de sillons innombrables et mouvants : c'est le vent qui produit ses effets. Mais, où est-il ce vent ? Il échappe à mes mains, il est invisible ; au contraire c'est lui qui m'enveloppe, me pousse, pénètre partout. Quel est-il cet invisible qui semble venir de si loin, qui semble passer et qui est toujours là ? Il remplit donc le temps et l'espace ? L'ombre du nuage se déporte, le vent a cessé, l'air redevient calme. Où le corps invisible du vent est-il allé ?*

Un autre jour, c'est un parfum léger qui se fait sentir. Ni mes yeux, ni mes mains, ni mon oreille, ni ma bouche en attestent la présence. Pourtant je le sens, il circule tantôt faible, tantôt plus fort. C'est l'odeur des pins de la montagne que le soleil échauffe. Je prendrai cette résine transparente qui s'est durcie sur l'écorce de l'arbre ; je la pèserai aujourd'hui, demain, chaque jour ; elle ne diminue pas, elle est toujours la même. O forêt des monts, quel est donc ce corps insaisissable que vous envoyez ainsi de toutes parts et à toute heure sans en être amoindries ?

Hier un pasteur allumait un feu de bois sur le versant de la colline pour préparer ses aliments. Les herbes sèches s'embrasent, la flamme gagne les arbres. Une effroyable chaleur remplit les airs. Comment saisir cette chaleur ? Puis, l'incendie s'arrête, la forêt n'est que cendre, la chaleur a disparu. Quel est ce corps insaisissable, invisible, qui s'est manifesté si brutalement, puis semble s'être endormi à nouveau ? Mais il m'est possible de la réveiller, elle est donc là, cachée et prête à manifester sa présence.

Que sont ces corps *invisibles du vent, du parfum, de la chaleur, partout présents ou absents, en repos ou agissants ? Des corps glorieux qui contiennent le principe de vie et de mouvement et qu'ils appelèrent* Asura [9].

L'*Asura* est l'agent universel de l'intelligence, de la vie, du mouvement et des formes, modes d'expression de l'Être divin. On le trouve aussi bien chez les animaux, les plantes, la lumière, le vent, les nuages ou les pierres. Comme il est invisible et éloigné de la compréhension humaine, les prêtres eurent recours aux symboles qui pour eux avaient une signification secrète ; en outre, le peuple, espérant être mieux écouté, préféra s'adresser à ces intermédiaires concrets, moins haut placés et ressemblant à leurs animaux ou objets familiers ; ainsi naquirent des divinités védiques à figure animale ou minérale : la vache associée à l'aurore, le cheval [10] au galop du soleil dans le ciel, l'or pour traduire l'éclat de la lumière, le vol de l'oiseau pour l'âme libérée [11]. À ce panthéon ressemble celui des anciens Grecs à la différence que leur représentation par des sculpteurs et des peintres fut plus harmonieuse que dans la poésie et les mythes védiques. Les symboles furent aussi le mode de traduction utilisé par le christianisme : agneau pour le Fils, colombe pour le Saint-Esprit, ailes de cygne pour les anges, animaux et objets pour les saints.

Le symbolisme du *Véda* repose sur une conception de la vie de l'homme comme un sacrifice (prière, souffrance et offrande de soi), un voyage (parcours terrestre) et un combat (par le travail et contre les ténèbres) [12].

Dans le *Véda*, le premier symbole était *Agni* [13] (le Feu, la Lumière, l'énergie, la volonté divine qui anime tout), un des plus curieux phénomènes de la Nature (spontanéité, vie et mouvement de la flamme) et dont la puissance est irrésistible ; il réside dans la semence des mâles vivants et disparaît des corps morts ; il est le principe de vie, de l'intelligence et de la procréation ; il entretient le foyer familial et son brasier sur l'autel transmet l'offrande à la divinité. En Grèce, vers 500 av. J.-C., Héraclite enseignait que toutes choses sont constituées à partir du feu et remontent se dissoudre en son principe. Le Feu anime autant les galaxies que les brins d'herbe et la spiritualité du mystique ; tout ce qui vit est symbolisé par la flamme : l'arbre, la pierre plantée, le génie de l'artiste, le sacrifice du martyr.

Le second symbole était *Sôma*, la divinité des Eaux [14], le vin et l'eau de vie, boisson fermentée contenant un feu intérieur qui accroissait l'énergie humaine, breuvage mystique d'immortalité, et le lait, liquide nourricier par excellence qui s'enflamme et brûle sans laisser de traces [15].

Tous les symboles védiques résultent de la contemplation de la Nature, des constatations de la lutte permanente des plantes qui sont dévorées par les animaux, des animaux qui se poursuivent, se déchirent et se mangent, celle des hommes qui leur ressemblent, celle du jour et de la nuit, celle des nuages qui provoquent la foudre… La mythologie védique est à comparer à la mythologie grecque à la différence que la première n'a rien reçu du dehors au lieu que les Grecs ont emprunté aux peuples de l'Égypte, de Mésopotamie ou de Phénicie et fixé une localisation géographique des dieux qui est absente des *Védas*[16].

« *Le monde divin des Védas n'est pas homogène. On y distingue deux groupes majeurs, les Asura et les Déva (comme il y a des Ases et des Vanes dans la mythologie nordique). Le Rig-Véda les montre cohabitant en Harmonie*[17]. » Les divinités védiques représentaient des fonctions concrètes, mais leurs forces émanaient d'un principe unique, l'Asura, en parallèle au monothéisme que suggéreront Zoroastre en Iran et Akhénaton en Égypte.

Si les honneurs rendus aux ancêtres, la croyance en l'immortalité de l'âme[18] revêtue d'un corps glorieux, sont encore dans l'Inde ce qu'ils étaient à l'origine, l'enfer et le purgatoire n'apparaissent pas dans le *Véda*. La liturgie y était simple (aucun temple mais un lieu consacré, aucune idole) et le sacrifice célébré par le brahmane[19] consistait en offrandes (le feu : *Agni* et l'élixir de vie : *Sôma*), des hymnes, des prières et des chants.

Dans les Hymnes ou psaumes, la transmigration de l'âme apparaît clairement ; l'invocation en est persuasive : *Lève-toi de la mort profonde, des ténèbres si noires soient-elles, que ta maison ne soit pas dans la terre*[20] *! Qu'il revienne parmi nous, qu'il prenne un vêtement, qu'il s'unisse à un corps !* Pour revenir sur terre deux voies étaient indiquées : la réincarnation par génération naturelle, la résurrection par incantation et prière sacrificielle[21].

Il est certain que les notions métaphysiques ont été élaborées progressivement chez les plus doués de ce peuple (mages et brahmanes), nourris de réflexions sur le spectacle qu'offre la Nature et d'intuitions instinctive et spirituelle. De même, les idées géniales de Platon n'eurent leur accomplissement qu'après des siècles de maturation en Occident. Ce que l'on observe dans les *Védas* concerne la transmission de la vie malgré la mort du corps ; puisque la vie se perpétue, il doit exister une force invisible, permanente, indépendante du corps matériel et produisant la vie. Cette énergie (Asura) préside à la vie dans la Nature entière et dans l'homme. Comme elle émane d'une puissance invisible, le seul lien que les humains puissent établir est la louange, la prière, le sacrifice, éléments de la religion qui doit être entretenue par les plus aptes d'une communauté quant à la foi, l'intelligence et la connaissance des mystères. La foi était nécessaire à la solidité de la famille et au maintien des traditions : « Par la perte de la foi, l'irréligion envahit les familles qui étaient monogames ; par l'adultère les femmes se corrompent et donnent naissance à des fils de sang illégitime qui n'ont pas vocation à offrir le sacrifice aux ancêtres ; et la famille est détruite[22]. »

Au temps des *Védas* le système des castes était inconnu selon lequel « nul ne peut être brahmane si son père ne l'était avant lui ». Chaque communauté ou tribu avait son prêtre indépendant de toute subordination ecclésiastique. La constatation du déterminisme dans la Nature (une lionne ne peut engendrer un éléphant) donnait à la prière et au sacrifice l'importance des seuls moyens à la disposition de l'homme pour tenter d'écarter le mauvais sort. La vision intuitive et « platonicienne » de l'harmonie du monde et la sagesse mystérieuse du prêtre dans ses conseils apportaient l'espérance :

Quelque péché que nous ayons commis envers les dieux,
ou envers un ami et même il y a longtemps,
ou envers le chef de famille, que cette prière les apaise !
O ciel et Terre, gardez-nous du mal ![23]

Après avoir survolé le *Véda* dans ses lignes originelles et trouvé des éléments semblables entre

Védisme et Christianisme, il est curieux de relever une identité d'usages religieux dans les survivances du Védisme : le Mazdéisme ou Zoroasrisme, le Mithraïsme, le Bouddhisme. Il est à rappeler que la civilisation des mégalithes a laissé des menhirs, dolmens, cromlechs aussi bien en Occident (Suède, Danemark, Irlande, Bretagne, Quercy-Rouergue, Algérie) qu'en Asie mineure et en Inde méridionale.

Les Mages d'Arménie et de Cappadoce semblent compter parmi les héritiers du *Véda* et des précurseurs du christianisme[24]; leurs fonctions semblables à celles des Brahmanes, leur philosophie fondée sur l'énergie du Feu, l'existence de rites à l'air libre sur des montagnes éloignées des centres urbains, le culte de l'immortalité de l'âme, leur révélèrent à distance et en contemplant le ciel étoilé, la naissance d'un Sauveur de l'humanité auprès de qui ils se rendirent les mains chargées de présents qu'ils avaient coutume d'offrir à leur dieu : l'ambre, l'encens et la myrrhe[25].

Ils étaient les disciples d'un saint homme surnommé Zarathoustra (tr. : aux vieux chameaux) qui en Iran, entre 660 et 583 avant notre ère, enseignait les Gâthas[26], à l'origine de la Bible iranienne, l'*Avesta*. Ses méditations inspirées de la grâce divine, lui firent annoncer la venue d'un Sauveur et l'instauration du royaume divin sur terre. Sa doctrine était dominée par le conflit permanent depuis l'origine du monde, entre une puissance bonne (Ahura-Mazda ou Ormuzd) et une puissance mauvaise (Angra-Manyu ou Ahriman). Ainsi, la vie universelle lui apparut tel un drame grandiose aux épisodes séculaires, marqués successivement des victoires et défaites de ces deux protagonistes. Cette conception cosmologique paraît dualiste, mais elle ne l'est que temporairement puisque, au terme de cette lutte, le Bien l'emportera définitivement sur le Mal, la Lumière sur les Ténèbres.

Il est à rapprocher de cette doctrine le dualisme grec repris par saint Jean dans l'opposition de deux mondes, celui d'en bas avec ses ténèbres et le mensonge, celui d'en haut qui est lumière et vérité ; les élus sont haïs sur la terre, mais le Christ les protège (XV, 18-20 ; XVI, 2.). De même dans « la Cité de Dieu » où saint Augustin a écrit :

Deux cités se disputent le monde, celle du Bien et celle du Mal ; celle du Bien, la cité de Dieu, triomphera.

Avec moins d'optimisme, les textes pythagoriciens, tout en présentant l'Univers comme une épopée cosmique, constituée du combat de deux principes, – le Bien et le Mal, la Beauté et la Mort –, plaçaient la destinée humaine à l'intersection de ces deux domaines, ce qui provoqua un écartèlement et le salut par l'envol de l'âme vers sa source divine [27] repris par Platon.

L'*Avesta* iranien est « peut-être le plus ancien monument de la Révélation. Nulle part, les vérités naturelles n'ont été moins altérées ; nulle part, les notions de spiritualité, de l'unité de Dieu, des devoirs de l'homme et de sa destinée ne sont mieux conservées [28] ». Le terme Avesta signifie « la Loi primordiale ». Il fut composé des Gâthas et de commentaires développant l'éthique de Zoroastre sur plusieurs siècles. On y trouve la distinction philosophique entre le Bien et le Mal, la Lumière vivante qu'est l'âme, son immortalité et sa résurrection, l'intervention des anges gardiens (âmes des défunts protectrices des vivants), la nécessité de pratiquer des règles : la piété, la sincérité, le travail ; l'idéal n'est pas l'ascétisme, mais une existence de labeur en famille.

Le christianisme a adopté pour une part cette orientation métaphysique dont l'origine se réfère à la prédication de Zoroastre [29] et au monothéisme du pharaon Akhénaton.

Le Mithraïsme, fondé sur le culte du soleil et promettant le salut, plus relié à la religion primitive que transcendé par la Révélation, offrait aux hommes la correspondance avec la Nature qui leur était quotidienne : *Les dieux étaient partout et se mêlaient aux actes familiers. Le feu qui cuisait les aliments des fidèles, l'eau qui les désaltérait et les purifiait, l'air qu'ils respiraient et la lumière du jour étaient l'objet de leurs hommages... La nature qui les entourait, provoquait en eux la crainte respectueuse des forces infinies agissant dans l'univers*[30]. À l'étude de cette religion qui fut sur le point de triompher du christianisme aux IIe et IIIe siècles de notre ère, saint Augustin rappela la nécessité impérieuse pour l'homme de développer la réflexion de conscience afin d'aimer la nature sans devenir son esclave[31].

En Inde, les distinctions de famille et de caste furent les cadres dans lesquels évolua le Védisme. La naissance d'une personne dans telle caste est expliquée par le poids des actes de vies antérieures, ce qui implique l'immortalité de l'âme et sa transmigration. L'initiation à la religion est donnée dans la famille par le père qui confère à l'enfant de douze ans une seconde naissance en ouvrant son esprit aux notions philosophiques de l'hindouisme contenues dans le *Véda* ; cette bible a reçu maints compléments au cours des siècles : les hymnes d'origine y tiennent la première place et les *Upanishads* à caractère métaphysique, rédigées en prose ou en vers, occupent la fin du livre.

Ce fut un français, Anquetil-Duperron qui au début du XVIIIe siècle, en rapportant d'un voyage en Inde l'*Avesta*, livre sacré des disciples de

Zoroastre et une cinquantaine d'*Upanishads* (sur 250), fit connaître à l'Occident la pensée religieuse hindoue. De leur étude, E. Burnouf et C. de Harlez remarquèrent la ressemblance avec la science présocratique d'Empédocle et d'Héraclite. Le « *Deus caritas est* » de saint Bernard est très proche du dieu Amour des vieilles stances hindoues qui a pour insigne un poisson ; ce *Makara* rejoint le poisson sacré des Égyptiens, signe allégorique de la Création, œuvre d'Amour rappelée par l'*Ichtus* mystérieux des chrétiens[32].

Le thème central des *Upanishads* dont les plus anciennes furent élaborées durant le II millénaire avant J.-C., repose sur l'idée d'Héraclite *Rien ne se perd, tout s'écoule selon la mesure des cycles,* tout naît, grandit, vieillit, puis meurt pour renaître ailleurs. Ainsi, il n'est pas de commencement ni de fin. Celui qui a conscience de ce perpétuel devenir agit selon son devoir qui est, à la place qui lui est impartie, de participer au déroulement cosmique. « Y a-t-il un principe directeur derrière l'existence ? » le brahmane répond par l'affirmative, le bouddhiste par la négative[33]. Il est intéressant de comparer avec Héraclite : *Toutes choses se produisent conformément au destin qui est identique à la nécessité* (de l'équilibre du monde).

La morale des *Upanishads* distingue l'homme esclave des nécessités sociales et celui qui s'en libère par la Connaissance[34] : « On devient ce que l'on *sait.* » L'essence du figuier n'est pas dans la graine de la figue, mais dans le feu, l'énergie invisible qu'elle contient. Cette essence subtile trans-cende tout être vivant, constatation déjà trouvée il y a quatre mille ans et relatée dans le *Véda* originel : « tout s'identifie à cette essence subtile qui n'est autre que l'âme ! *et toi aussi tu es Cela*[35]. Ainsi, l'Amour ou âme du monde, animé par le principe de vie, est infini, invisible et partout présent ; l'énergie d'essence spirituelle qui s'exprime par la vie et le mouvement, subsiste après la mort du corps physique : « *L'âme qui est dans chaque être est le Seigneur, le souverain de tous les êtres*[36]. »

« *Il faut vénérer l'âme qui* (incarnée dans un corps physique) *s'exprime par l'esprit, dont le corps* (subtil) *est Souffle, la forme Lumière, l'être Espace.... Pour qui sait cela il n'y a plus de doute*[37]. »

Au regard des primitives visions des brahmanes de l'antique *Véda*, de l'hymne du pharaon Akhénaton, des interprétations cosmiques des Mages, des conceptions inspirées de Zoroastre, de la métaphysique des *Upanishads*, des intuitions philosophiques des grecs Héraclite et Platon, il est évident qu'un fonds commun fut propre aux peuples indo-européens et égyptiens, et que l'immortalité de l'âme fut le sommet de leurs pensées.

Ces notions de Vérité et de Vie Éternelle ont été confirmées dans le langage clair et inspiré de Jésus ; le christianisme eût été plus proche de sa source s'il était resté fidèle à la spiritualité du message évangélique, pressenti dans le *Véda* et suggéré dans les dialogues de Platon [38]. Comme l'a écrit C. G. Jung : *Si notre civilisation est détruite et disparaît, la raison en sera d'abord et seulement la stupidité, puis en second lieu, le Mal* [39].

À l'expérience de ses voyages, de ses recherches et de ses méditations, C. G. Jung saisit l'importance de la vie intérieure et conclut que *La conscience est indispensable à la perfection de la Création.* En place de « la perfection » qui relève des intentions divines et qui n'est pas dans les attributs de l'être humain, il semble plus conforme à notre nature d'employer le terme d'« équilibre de la Création ». L'Égypte lui révéla dans le culte solaire, le thème de la conscience éclairée par le soleil ; de cet élément transposé dans la religion chrétienne (naissance de Jésus fixée en 353 au jour de Noël), il paraît indiqué de souligner la prescience des brahmanes et des anciens prêtres égyptiens pour avoir orienté leur recherche vers la nature de l'âme.

Les mystiques d'Orient et d'Occident parvinrent à la même conclusion que *nous ne pouvons mesurer l'orbite immense de la pensée divine de laquelle nous ne sommes qu'une parcelle aussi petite que Dieu est grand et que le monde que nous pressentons est relatif*[40], et illusoire ; alors les uns de conseiller l'isolement ou le nirvana, les autres de diffuser la vérité.

« *Seule la conscience humaine peut poursuivre l'œuvre du Créateur* », « *La Lumière brille au centre de la vie de chaque individu comme le soleil au centre de notre monde* », « *L'âme est identique à une boule de feu ou à un œil de feu* » : ces phrases de Jung rappelant Héraclite pour qui *l'âme est une étincelle de l'essence stellaire*, et Platon qui qualifiait « *œil de* l'âme » la connaissance de soi, ne sont-elles pas à rapprocher des vers du *Rig-Véda* : *Agni, regardez-Le, il est chez les mortels la lumière immortelle... Lumière fidèle, il habite chez nous, c'est la pensée aux intuitions qui portent loin, c'est le plus vite des oiseaux, que vais-je découvrir ?* [41]

Au XVe siècle, le philosophe platonicien Marsile Ficin (1433-1499), citoyen de Florence, en cherchant par référence aux Antiques quels étaient les éléments d'une religion naturelle qui apporterait la sérénité, a exposé sa conception de la nature humaine : *Il y a en nous, c'est évident, trois parties : l'âme, le corps et l'esprit. L'âme et le corps, très différents l'un de l'autre par nature, sont unis par un intermédiaire, l'esprit ; il reçoit les puissances de l'âme et les transmet au corps ; elle examine les images corporelles qu'il lui communique*[42]. Ainsi l'esprit paraît être à la fois le moyen d'expression de l'âme à travers le corps et celui de réception des sensations perçues par le corps. Autrement dit, l'esprit de l'homme n'existe que par l'âme incarnée dans son corps ; l'âme est à la fois pensée et énergie, amour et conscience émanant de l'Énergie spirituelle ou Saint-Esprit. À la mort du corps, l'esprit disparaît avec lui pendant que l'âme s'envole. Au cours du voyage qu'est la vie sur Terre, le corps est la monture de l'âme. Ce que nous appelons le Saint-Esprit (Verbe, Logos) paraît être le mode d'expression de Dieu, énergie spirituelle diffusée à travers le Cosmos ; n'est-ce pas ainsi que les apôtres reçurent les grâces de leur mission à la Pentecôte ?

Dans son traité *De oratione*, composé vers 233 à la demande de son épouse Tatiana et de son ami Ambroise, Origène a écrit : *Ce qui est impossible à la nature humaine devient possible par la grâce de Dieu avec l'aide du Christ et du Saint-Esprit. C'est le Saint-Esprit qui prie en nous et nous guide dans la prière*[43]. S'il reconnaît que la volonté accordée par Dieu à chaque homme détermine son élévation, il retient à la suite de Pythagore et de Platon, la préexistence des âmes qui explique en fonction des désirs et des actions antérieurement vécus, le degré d'intelligence ou de volonté octroyé à la naissance[44]. Quoi qu'il s'y oppose et prétende au libre arbitre, sa doctrine ne peut échapper à la prédestination des êtres que retiendra saint Augustin par l'octroi de la grâce divine accordée gratuitement aux élus. Saint Augustin n'en admet pas moins que prier et pratiquer les enseignements du Christ soient conformes à notre rôle sur terre et que les mérites paraissent contribuer à recevoir éventuellement la grâce du Créateur[45].

Ainsi, comme l'avaient pressenti les premiers prêtres du *Véda* et d'Égypte, l'homme ne peut communiquer avec le Créateur que par le travail, le sacrifice, et la prière adressée plus familièrement à des intermédiaires : la déesse mère, les âmes des défunts, les daïmons, des figures animalisées, des totems. Depuis l'ère chrétienne les invocations sont orientées vers le Saint-Esprit, Notre Dame, les anges gardiens, les saints protecteurs; il subsiste néanmoins quelques rites païens honorant des lieux, des pierres, des sources, des oiseaux, des arbres, des objets, des amulettes qui traduisent le besoin inné de l'homme d'être en communication avec l'Invisible.

Sans aborder au fond l'argument de l'inconscient (individuel ou archaïque) favorable à la préexistence de vies antérieures de l'âme, il est indiqué de se référer à C. G. Jung (1875-1961) pour expliquer ce besoin inné par *les archétypes qui dès les premiers débuts de la vie, se sont perpétués dans les structures mentales comme les instincts au plan biologique et évoluent avec l'âge*[46]. Si la conscience de l'homme a sa source dans l'âme et en est sa dimension, l'inconscient serait un élément occulté et constant que contiendrait la conscience; il est vrai que l'être humain demeure semblable à lui-même, confronté aux mêmes erreurs, au cours des multiples événements politiques, scientifiques ou militaires sur des millénaires! La conscience comporterait-elle un élément de l'inconscient collectif de l'humanité puisque l'inconscient paraît préexister dans chaque être quoique différent de son voisin (C. G. Jung)[47]?

Comme l'a si justement écrit Pascal[48] : *Il est dangereux de trop faire voir à l'homme combien il est égal aux bêtes, sans lui montrer sa grandeur. Il est encore dangereux de lui trop faire voir sa grandeur sans la bassesse. Il est encore plus dangereux de lui laisser ignorer l'un et l'autre. Mais il est très avantageux de lui représenter l'un et l'autre.* Cette pensée demeure d'autant plus pertinente aujourd'hui qu'après les tentatives d'élaborer une métaphysique de l'esprit, puis au XXe siècle une métaphysique de la matière, nous n'en savons pas plus des choses premières et dernières. Et l'on en revient à la philosophie de Platon, expression élaborée de la religion védique : l'âme provient d'un principe spirituel inaccessible; elle existe en marge du corps, communique avec un monde spirituel qui nous est invisible et trouve sa dimension dans la conscience, différente selon le corps où cette âme est incarnée. Selon Platon (Phédon), l'âme incarnée dans un corps n'y est pas en prison, – comme cela a été hélas ! traduit trop souvent –, mais elle doit refuser de devenir l'esclave du corps, de la matière qui cherche à l'emprisonner; le corps est la monture de l'âme : « qui veut voyager loin doit diriger et ménager sa monture. »

Hormis les explications scientifiques postérieures, il est intéressant de savoir que les anciens eurent recours à l'alchimie[49] pour approfondir la nature de la matière; à l'astrologie pour la psychologie; pour la nature de l'âme, à la mystique, la voyance, les rêves et les songes (oniromancie) à défaut d'une « étude scientifique de l'âme » que souhaitait Jung. Selon saint Augustin, *la solution des problèmes que la raison se pose, relève d'une réponse* irrationnelle *et d'ordre spirituel que la méditation des écrits de saint Jean lui apporta : l'âme faite d'énergie et de pensée est une émanation du Saint-Esprit.*

Chez les peuples antiques le rêve naturel ou provoqué (oracles) avait une très grande importance. À Delphes, la Pythie était censée transmettre le message des dieux. *Le vrai rêve est une inspiration qui vient de l'âme, il est spontané, sans parti pris, sans arbitraire, sans contrainte*[50]. Il ouvre une porte sur l'Invisible que l'homme n'est pas habilité à décrypter, excepté quelques voyants, quelques mystiques doués de ce qu'on appelle la prescience, la double vue. Si l'on se réfère à sa source, on doit reconnaître comme le disait Descartes, que « l'âme pense toujours », que nous soyons conscients ou inconscients, que nous captions des sensations, des liens télépathiques, des souvenirs ou des rêves. Parfois des réminiscences surprennent, libèrent selon les constatations de Freud, des complexes, des pulsions instinctives inconnues ou jusque là maîtrisées ; ainsi saint Augustin se félicitait de ne pas être responsable de ses rêves devant Dieu !

Dans ses recherches sur l'inconscient C. G. Jung concluait : *L'idée de loi morale, l'idée de Dieu font partie de la substance première et inexpugnable de l'âme humaine ; l'homme, depuis l'origine, porte tout cela en lui*[51]. Il ajoutait : *Il n'est de progrès, il n'est de perfectionnement des conceptions humaines, qui ne soient solidaires d'un progrès de la conscience individuelle ; la masse, l'organisation de masse constitue un danger majeur pour l'homme car les effets de l'inconscient s'y accumulent étouffant les réflexes raisonnables de la conscience.*

Il est certain que tout ce qui est matière, – et la masse est pesante –, est une entrave au rayonnement de la Lumière et un obstacle à sa pénétration[52]. Toutefois l'équilibre de notre univers paraît résulter de la lutte entre des forces contraires, voire antagonistes, tels le Bien et le Mal. Cette histoire hindoue illustre ce conflit permanent que les capacités humaines sont inaptes à apaiser :

Un arbre avait deux branches, l'une donnait de bons fruits, l'autre des fruits vénéneux. Un moine conseilla de se contenter des bons fruits. Mais le peuple eut l'idée de couper la mauvaise branche pour avoir davantage de bons fruits. On coupa la branche, l'arbre ne donna plus aucun fruit et mourut.

Le Mal est l'épreuve que subit l'âme incarnée, le Bien est sa récompense. Or, après les milliers d'années d'existence de l'homme, la lutte entre forces de Lumière et forces de Ténèbres est aussi acharnée et les âmes continuent de subir les quatre concupiscences : orgueil, mensonge, argent, luxure. La plupart des humains en sont encore « à scruter les écritures, pensant y trouver la vie éternelle » comme au temps du Seigneur « né et venu dans le monde pour rendre témoignage à la Vérité [53] ».

Sur la destinée des âmes après la mort l'espérance tient dans l'immortalité de l'âme [54] et « le commandement du Père est *la Vie éternelle* [55] ». Il est intéressant de relever comment les disciples de Zoroastre envisageaient ce passage de la mort à la vie. Le rite liturgique fixait jusqu'aux funérailles : *un délai de trois jours et trois nuits pendant lequel l'âme déjà séparée du corps, voltige encore autour de lui comme incertaine de la route à prendre et a besoin d'être protégée par la prière contre les mauvais esprits*[56]. Le moment le plus important de la vie d'un homme est l'envol de son âme, ce que nous appelons la mort parce que notre vision limitée donne la primauté au corps.

Il est non moins curieux de constater que la maladie fut expliquée chez de nombreuses populations et à travers les siècles, par l'intrusion d'un esprit mauvais dans la personne, au vu du dérangement de son esprit. Il s'agit de l'intervention d'un démon (que les philosophes grecs appelaient « daïmon ») dont l'influence était bonne ou mauvaise. Le remède consistait en l'expulsion du démon et son transfert par le guérisseur (ou exorciste) en lui-même pour l'annihiler ou dans un animal pour le faire disparaître : ainsi l'évangéliste Marc rapporte comment Jésus chassait les démons[57]. Il en résulte que le démon, – improprement appelé esprit –, a une existence quelque part dans l'environnement visible ou invisible, indépendante de l'individu dont il prend possession. Si sous cette emprise démoniaque l'esprit de la personne est perturbé, il a été avancé que dans certains cas, l'individu en avait « perdu l'âme », volée par un démon ou par un défunt; le chaman recherche alors l'âme perdue pour la restituer à la victime qui, privée d'âme est frappée d'apathie et condamnée à la dépression et à la mort. Cette notion d'âme agressée, envahie, amoindrie, perdue ou exaltée est également décelable chez l'amoureux attristé à en mourir lors d'uns séparation avec l'être aimé, et chez le disciple transfiguré à l'écoute de son maître [58].

Depuis sa création on pourrait dire que *l'homme est à la recherche de son âme.* Son existence a été découverte aussi bien chez les peuples d'Asie centrale que par les prêtres égyptiens ou les premiers philosophes grecs. Héraclite l'avait pressentie : *La mort est la destruction du vase ; on ne doit pas confondre le vase avec ce qu'il contient.* La connaissance scientifique de l'âme et de sa dimension humaine (la conscience) ne semble pas avoir progressé. Il est vrai que là nous sommes face au composé subtil de l'être humain que nous pouvons pressentir, mais qu'il ne semble pas qu'en raison de notre entendement limité nous soyons habilités à découvrir.

On dit qu'il y a des âmes bien nées, de grandes âmes, des âmes faibles, des âmes livrées au diable… Il est certain que chaque âme incarnée reçoit un éclairement différent, peut-être selon le lieu et le milieu de naissance, le lignage ancestral, la position des astres, son propre parcours antérieur, mais aussi la grâce divine octroyée. Les âmes des mystiques, des adeptes en hermétisme ont la possibilité de s'élever au dessus de l'humaine condition ; c'est par eux que nous approchons de la connaissance de l'âme.

Le mystique [59] n'est pas inféodé à une église, une secte, une philosophie, un pays. Il est hors du temps et de l'espace ; l'intuition fondamentale qu'il a reçue par grâce divine, lui ouvre un champ de vision plus large qu'aux autres mortels, le contact charnel et spirituel qu'il a avec la Nature, le fait vivre au rythme cosmique. Il est au palier supérieur de l'espèce humaine : saints Jean, Polycarpe, Augustin, François d'Assise, Hildegarde de Bingen, Catherine de Sienne, Angèle de Foligno, Teresa de Avila, Yvonne de Malestroit… En général, le don privilégié de voir plus avant que les autres se paie cher sur cette terre, car la médiocrité de l'humanité lui fait redouter des congénères qui la dépassent et l'incite à les supprimer. Le très petit nombre d'initiés dont l'entendement s'ouvre à la vraie Lumière doit se tenir silencieusement et humblement à l'écart et maintenir un lien spirituel avec les quelques élus défunts ou vivants que Dieu a choisis pour que la flamme, le feu sacré, l'énergie spirituelle ne s'éteignent pas. Les préceptes sont différents de ceux généralement adoptés par les hommes enclins à satisfaire leurs convoitises de l'argent, du pouvoir ou du sexe.

Héraclite, le premier penseur de l'Occident, a retenu que *tout est d'origine spirituelle, ce qui est en bas semblable à ce qui est en haut, tout naît, vibre et évolue, tout est double et les extrêmes se touchent, il y a compensation des contraires, tout est à la fois mâle et femelle, tout arrive conformément à ses causes, le hasard n'existe pas, la sagesse est dans la mesure.* Il est évident que la conception hermétique d'une énergie infinie et éternelle (Herbert Spencer) rejoint le « Logos » de saint Jean relatant le message du Christ aux hommes de bonne volonté. Si tout a sa place, si tout est correspondance, la maîtrise consiste à utiliser les forces supérieures (ou de lumière) contre les forces inférieures (ou des ténèbres) : seules la prière et la grâce sont l'instrument de cette maîtrise. Et l'on s'aperçoit que les hommes étant ce qu'ils sont dans leur ignorance et reproduisant sans cesse les mêmes erreurs, la terre étant soumise aux lois physiques, l'unique échappée vers le haut résulte de la prise de conscience de la notion suprême d'Équilibre cosmique où l'amour et la haine, le bien et le mal, le positif et le négatif sont les aspects d'une force unique, faite de la compensation des contraires et de l'obéissance à Dieu.

La mystique, *la sainteté, est ce dont il est le plus difficile de parler, puisqu'elle porte un homme au delà des hommes. Nous ne verrons jamais la façade de l'âme de saint François : elle est tournée d'un autre côté...* [60]*, celui de la Vérité* et de la Vie éternelle ! Pour nous qui regardons et vivons « de ce côté », sur la terre, ce sont les forces du Mal qui l'emportent, comme le constataient nos ancêtres. Sans la grâce divine, l'homme est condamné, peut-être par un péché originel supposé, mais parce qu'il doit en être ainsi pour l'ordre cosmique. Cette suprématie des forces du Mal paraît constante et quotidienne au cours de l'histoire des hommes tandis qu'au plan cosmique la nuit égale le jour et qu'en peinture l'ombre permet d'exprimer la lumière[61]. On peut imaginer que le Mal cessera quand Dieu en décidera.

Il est d'évidence que le message de Jésus illustré par sa vie, transmis par le témoin oculaire et privilégié que fut Jean l'évangéliste, est « ce qui a été donné de plus beau aux hommes ». Ce message est « simple » (saint Polycarpe, disciple de Jean), ses prémices apparaissent dans les premiers écrits de religion naturelle : Le *Véda*, l'*Avesta*. Quelques rares êtres mystiques ont suivi le chemin de Jésus, tel François d'Assise. Tous les efforts conjugués ou dispersés des théologiens, des gnostiques, des hérétiques, des sectes et des églises n'ont fait que tisser une gangue qui cache la Vérité. Pourquoi l'homme, initialement chargé, de participer à la Création comme jardinier, est-il trop souvent, à l'instar de Judas, de Faust ou de John Dee, l'exécuteur des forces du Mal ? Et s'il en est ainsi, c'est sans doute que l'entendement des hommes reste limité par leur nature et que les visionnaires du cheminement à suivre sont rarement écoutés. Il reste à ceux qui entrevoient la vérité de s'en remettre à Dieu, à l'exemple de Synesios de Cyrène [62] ou de Copernic.

On en revient à la division du gouvernement du monde retenue par Zoroastre (deux dieux, Ahura Mazda pour le Bien, Arhiman pour le Mal) ou mieux pour les chrétiens, un seul Dieu et deux archanges (ou gouverneurs), Michel pour le Bien et Lucifer pour le Mal (Jésus a d'ailleurs dénoncé clairement ses méfaits). Quoique Satan paraisse le plus fort sur Terre en outrepassant sa mission ou sur ordre (relire l'histoire de Job), la faculté nous est-elle attribuée de choisir ? Oui, selon les dons reçus (volonté, éclairement spirituel) et la grâce divine si Dieu le veut ainsi. Car le choix appartient à Dieu qui élit ses disciples (les apôtres, les saints, les mystiques) dont la vertu et le sacrifice dans les combats avec les forces mauvaises rétablissent l'Équilibre quand il en est besoin. Le mouvement, la vie, l'ascension ou la chute sont liés à l'interaction dynamique de forces magnétiques opposées (loi de Newton). Ce combat permanent, mouvement de balancier des forces de Ténèbres aux forces de Lumière, semble assurer l'Équilibre cosmique voulu par Dieu ; des hommes y participent tels des ouvriers à une entreprise ou des pompiers à un incendie pendant que d'autres font grève ou mettent le feu. Le terme « ouvrier » paraît le plus conforme à notre rôle car Jésus a dit : *La moisson est grande, mais les* ouvriers *peu nombreux. Priez le Seigneur pour qu'Il envoie des* ouvriers *à la moisson*[63]. En outre, au lieu de s'emporter contre le Mal, Jésus prescrit d'*attendre le temps de la moisson* pour séparer l'ivraie du bon grain. Ainsi le Mal paraît être un élément constitutif de l'Ordre naturel des choses et dans l'attente de la « moisson dernière » où mission sera donnée de détruire l'ivraie, nous devons nous efforcer de lutter contre le Mal inhérent à notre Terre. Il y a 2500 ans[64], Héraclite d'Éphèse a justement écrit : *L'harmonie du monde est une harmonie de tensions* (comme les cordes de la lyre), *une compensation des contraires* (comme l'attirance du positif et du négatif, de l'amour et de la haine) *et tout devient conformément au destin.*

À l'évidence, le libre arbitre n'existe que pour les êtres doués de volonté par la grâce divine, leur permettant de choisir la voie haute. Après les périodes propices au Mal, un autre cycle remet en valeur ce qui a été stupidement détruit, les bons l'emportent un temps sur les méchants, la spiritualité sur le matérialisme, la lumière triomphe de l'ombre[65] et tout recommence pour l'Équilibre du monde.

Devant la symétrie des mouvements du pen-dule sur des millénaires d'expériences humaines, la force de l'âme individuelle, – et peut-être sa nature –, est dans la prière, la forme d'énergie la plus puissante à laquelle l'homme puisse recourir. Il ne s'agit pas de quémander la satisfaction de nos caprices, mais par la prière de présenter notre offrande et nous mettre en condition de capter, de recevoir peut-être, une parcelle supplémentaire d'énergie.

La prière est la respiration de l'âme[66]. Tension vers l'invisible, contemplation de la nature, elle permet de s'élever au-dessus de soi-même comme le recommandaient Zarathoustra ou Epictète. Par elle, l'homme entre en communion avec « le royaume de la Grâce » (Alexis Carrel), « le divin » (Ernest Renan), « la sphère de l'Esprit » (Platon). Qui ne prie pas ne peut atteindre à la plénitude de sa personnalité. L'intelligence permet la science, la technique, la réussite matérielle, mais la spiritualité, le lien avec l'invisible, le sens religieux du sacré ne proviennent pas des connaissances intellectuelles. Ainsi François d'Assise qui s'était refusé de lire la Bible, disait : *L'humilité vaut mieux que le savoir*, car la grâce est octroyée aux humbles. Pour retrouver la spiritualité et mériter la grâce, il n'est que la prière; si une de ses formes peut être dans l'accomplissement du devoir (saint Louis de Gonzague), en toute circonstance, elle doit être offerte fervente et dans le silence : *C'est une sorte de sacrilège quand on prie Dieu de faire du bruit* (saint Augustin).

Cornelius Agrippa a relaté[67] que les philosophes antiques, Pythagore, Platon, Jamblique, Plotin,

Apollonius de Tyane conseillaient même « une prière sans parole pourvu que le croyant se place aux pieds de Dieu dans la prosternation d'un infiniment petit ». Il ajoutait : *C'est Jésus-Christ qui confère et distribue les différents dons de sa grâce dans ce bas monde et les saints ont leur office pour collaborer avec lui, à commencer par les apôtres dont les prénoms doivent être invoqués ; comme ils sont plus près de nous et ont été semblables à notre nature, ils nous communiquent leur puissance et leurs vertus et nous aident à chasser les démons et les forces maléfiques.*

Toute religion à ses origines, est constituée d'un double enseignement, exotérique et ésotérique[68] ; le croyant en marche vers la Vérité, découvre dans le christianisme, à l'écoute de saint Jean et de saint Augustin, qu'au dessus de la voie du Christ historique selon la chair, il existe la voie spirituelle du Christ transcendant selon l'Esprit. Cette distinction fut faite par Clément d'Alexandrie qui s'évertua dans ses *Stromates* à instruire les initiés, car une vérité accessible à quelques-uns peut être un péril pour les inaptes à l'accueillir. Pythagore et Platon ne communiquaient qu'à leurs disciples les plus intimes la connaissance secrète des mystères. Cette diffé-rence de degrés dans la Connaissance fut pratiquée par les mystiques qui distinguaient le chemin large de la Grande Ourse ouvert à tous et l'étroit sentier de la Petite Ourse où se trouve l'Étoile polaire, le guide des spirituels : *Norunt Initiati !*

Sans avoir recours aux procédés magiques d'Artefius, Anne-Catherine Emmerich fut la plus grande illuminée des temps modernes [69]. Elle vécut dans un état continuel de dédoublement. Tout se déroulait à ses yeux dans un miroir, par une sorte de « Lumière », disait-elle comme Hildegarde de Bingen, *plus éclatante que celle de l'astre du jour, où tout se réfléchit et devient visible : ce qui est écrit, ce qui est dit, les qualités et les œuvres des hommes, le passé le plus lointain, les mystères les plus cachés* ; elle confirma qu'à la mort l'âme reste attachée au corps plusieurs jours avant de prendre son envol vers l'empyrée [70].

L'approche de l'âme est dans *la prière,* seul moyen de s'adresser à l'Éternel ; elle nous relie au rythme cosmique et à *la miséricorde divine* qui au terme des épreuves, selon la loi des semblables et parce qu'elle est immortelle, reconduira l'âme au plérôme des âmes.

Notes

1. Jean Herbert, *L'interprétation du Véda selon Shri Aurobindo,* p. 7-8, Paris, 1979.

2. Le mot « Véda » signifie : le Savoir, la Connaissance. Le *Rig-Véda* contient les Hymnes, les plus anciens écrits religieux connus. Les *Védas* (Inde) sont un énorme livre (dix fois la *Bible*) traitant de la liturgie, des rites, du sacrifice, de la conduite familiale et dont la dernière partie aborde la métaphysique : les *Upanishads*. L'*Avesta* est le livre sacré de l'Iran contenant les Gâthas (datant du 1er siècle avant notre ère), œuvre de Zoroastre ou Zarathoustra) vivant au VIIe siècle av. J. -C., qui instaura le monothéisme et fit du *mensonge*, - le Mal par excellence -, une faute très *grave contraire à la foi* (Charles Autran, *Mithra et Zoroastre*, p. 26, Paris, 1935.

3. Ernest Renan, *Œuvres complètes*, t. VII, p. 743. Paris, 1955.

4. Émile Burnouf, *Essai sur le Véda*, Ch. II, Paris, 1863.

5. *Ibid*., Hymne IV, 415, (p. 114).

6. *Ibid*., p. 430-432.

7. *Ibid*., Hymne IV, 157, (p. 185).

8. Honoré de Balzac, *Séraphita,* p. 74, Paris, 1830.

9. Émile Burnouf, *op. cit.,* p. 327-331. J. Duchesne-Guillemin, *La religion de l'Iran ancien*, Mana, 1962.

10. De nombreux peuples utilisèrent le cheval pour représenter le soleil ; ainsi les rois Numides en Afrique du Nord frappaient leur monnaie du cheval, de même les Gaulois. En Grèce, le char d'Apollon était tiré par des chevaux.

11. Le vol de l'épervier « à tête humaine » au-dessus du corps défunt représentait sur les fresques égyptiennes, l'envol de son âme. Dans le Mazdéisme, les « tours de silence » où les corps des défunts étaient exposés aux oiseaux de proie symbolisaient d'une autre manière l'intuition de l'envol de l'âme.

12. Jean Herbert, *op. cit.,* p. 40.

13. Agni = *ignis* en latin. Le feu reçoit et brûle l'offrande (encens ou sôma) et sa fumée la porte aux dieux. Cf. mon étude *L'âme et l'encens* (1996) : *Seul des 4 Éléments, le Feu ne peut être pollué.*

14. L'Eau que C. G. Jung considérait comme le symbole par excellence de l'inconscient.

15. D'autres symboles figuraient la mère infinie des êtres et de toutes choses (*Anâhita, Aditi*), le suprême gardien de l'ordre naturel (*Varuna*, le ciel étoilé, l'ancêtre d'Ahura-Mazda) avec son associé maître de la force spirituelle, de l'amour, de l'harmonie (*Mithra*), le soleil (*Sûrya*, source de lumière et *Savitri*, le Créateur), le chef de la foudre et de la guerre (*Indra*), la rivière, le verbe divin (*Sarasvâti*), l'humanité (*Manu*).

16. Émile Burnouf, *op. cit.,* p. 395 et 406.

Le *Véda* contient aussi de nombreux poèmes concernant les Talismans, les Remèdes par les plantes, les Charmes d'amour, les Rituels du mariage, du feu, de l'initiation, des funérailles, les Prières et les Hymnes selon les circonstances…

17. Jean Varenne, *Le Véda,* p. 25, Paris, 1967.

18. La croyance en l'immortalité de l'âme fut la donnée majeure de la tradition druidique. Françoise Le Roux et Christian Guyonvarch, *Les Druides* p. 270, Ouest-France, 1986.
19. Le prêtre investi de l'autorité spirituelle, était le détenteur de la science sacrée, ministre de la religion et gardien de la tradition. À ce titre, il était l'intermédiaire entre les dieux et les hommes, le maître du Feu et de l'Eau. *Ibid.*, p. 33 et 161.
20. Jean Varenne, *op. cit.*, p. 185.
21. Émile Burnouf, *op. cit.,* p. 435.
22. *Ibid.*, p. 187.
23. *Le ciel et la terre* (Rig-Véda, I, 185) dans Jean Varenne, *Le Véda,* p. 131.
24. M. A. Charma a relevé « les nombreuses analogies du christianisme avec la religion des anciens Mages » dans *Essai sur la philosophie orientale,* Paris, 1842.
25. cf. annexe : *L'âme et l'encens.*
26. Les Gâthas sont des hymnes dont la structure et la langue sont proches du *Véda*.
27. M. M. Davy, *Encyclopédie des mystiques,* p. 43, Paris, 1972.
28. C. de Harlez, *Avesta, livre sacré des sectateurs de Zoroastre,* Paris, 1875-77.
29. Clémence Ramnoux, La doctrine de Zoroastre dans *Héraclite,* p. 401, Les Belles Lettres, 1968. Ernest de Bunsen, *La doctrine secrète de Jésus-Christ*, Londres, 1869.

30. Franz Cumont, *Les mystères de Mithra,* p. 150, Paris, 1913.
31. Saint Augustin, *Confessions*, X, 6.
32. Mgr Landriot, *Introduction sur les Mystères*, Paris, 1880 ; Cupidon, fils de Vénus, déesse de l'Amour, fut souvent représenté avec un cœur à la main. En Inde, Vichnou, dieu médiateur porte un cœur sur la poitrine. L'analogie est frappante avec le culte chrétien du Sacré-cœur.
33. Jean Varenne, *Sept Upanishads,* p. 26, éd. du Seuil, Paris, 1981.

Les Parsis, héritiers des Zoroastriens, sont encore présents en Iran (Yezd, Shiraz, Ispahan), en Inde (Sourate-Bombay) et en Caucasie russe (Bakou). Victor Henry, *le Parsisme,* Paris, 1905. Il faut noter leur ressemblance aux Esséniens : baptêmes, habits blancs, culte du Soleil, magie, refus des sacrifices sanglants, Ch. Guignebert, *Le monde juif au temps de Jésus,* 229, Évol. de l'humanité, XXVIII, 1935.
34. La Connaissance commence par la connaissance de soi, c'est-à-dire connaître son moi, ses désirs, ses ambitions, ses défauts, mais aussi les courants de l'inconscient qui interfèrent en chacun de nous. « Celui qui a atteint une parfaite connaissance de lui-même est déjà parvenu au sommet de la montagne » (Richard de Saint-Victor, cité p. 163 dans *C. G. Jung*, de Barbara Hannah). Selon C. G.

Jung, le *Yi-King*, livre oraculaire de la Chine ancienne, et le *Mandala* permettent à l'inconscient de s'exprimer.
La sentence socratique « Connais-toi toi-même » était gravée sur la pierre du temple oraculaire de Delphes.
35. Jean Varenne, op. cit., p. 42 : *Chândogya Upanishad, 5, 8* (Tu es Cela).
36. *Ibid.*, p. 54 : *Brihad-Aranyaka Upanishad, 2,5* (Célébration du miel).
37. *Ibid.*, p. 57 : *Shatapatha-Brâhmana, 10,6* (Hymne à Brahmane).
38. Platon, *L'immortalité de l'âme*, dans « République » (1223-41), « Phèdre » (33-39), « Timée » (520), *Œuvres complètes,* La Pléiade, 1950.
39. Barbara Hannah, *Jung, sa vie, son œuvre,* p. 30, Dervy-Livres, Paris, 1989.
40. H. de Balzac, *op. cit.,* p. 23.
41. Jean Varenne, *Le Véda,* p. 71 : Rig-Véda, 6,9.
42. Marsile Ficin, *Commentaire sur le Banquet de Platon,* p. 207. Les Belles lettres, 1956.
43. G. Bardy, *Origène, de la prière,* Paris, 1931.
44. Johannes Quasten, *Initiation aux pères de l'Église,* II, p. 111, Paris, 1956.
45. Étienne Gilson, *Introduction à l'étude de saint Augustin,* chap. III, Paris, 1949.
46. C. G. Jung, *L'homme à la découverte de son âme,* p. 17, Genève, 1962.

47. *Ibid*., p. 61.
48. Pascal, *Les Pensées,* Oeuvres complètes, La Pléiade, 1954.
49. Jacques van Lennep, *Alchimie,* Bruxelles, 1985; Henri Coton-Alvart, *Les Deux Lumières,* éd. Dervy, 1996 ; H. La Croix-Haute, *Propos sur les Deux Lumières,* Grenoble, 2001.
50. C. G. Jung, *op. cit.*, p. 81 et 85.
51. *Ibid*., p. 244 et 335.
52. « Artefius, hermétiste du XIe siècle, conseillait des procédés magiques pour faire descendre la Lumière dans l'homme possédé par les forces mauvaises » selon Chevreul, de l'Académie des sciences, dans *Examen critique d'un écrit alchimique : Artefii clavis majoris sapientiae*, Paris, 1867.
53. Évangile de saint Jean, V, 39, XVIII, 37.
54. Vers le Haut, le chemin est ouvert tandis que vers le Bas, l'horizon est limité.
55. Évangile de saint Jean, III, 16 et 36 ; VI, 40 et 47 ; XII, 50.
56. Victor Henry, *op. cit*., p. 197 et 202.
57. Évangile de Marc, I, 34 et 39 et V, 8-20.
58. Tels Aristide et Socrate, Marie-Louise von Franz, *Reflets de l'âme,* p. 44-49, 154, Paris, 1882. L'idée d'un « daïmon », compagnon de l'homme qui lui apporte chance ou malchance, apparut d'abord chez Hésiode (Ve s. av.), puis fut reprise par Platon.

59. Louis Lavelle, *Quatre saints*, éd. Albin Michel, 1951; Jean Anglade, *Grands mystiques*, Hermès-Waleffe, 1967; *Ces hommes qui ont fait l'alchimie du XX*e *siècle*, éd. Geneviève Dubois, Grenoble, 1999.
60. Abel Bonnard, *saint François d'Assise*, Le Trident, 1992.
61. « Illuminer toute chose avec le rayon de notre âme » cité par René Huyghe, *L'art et l'âme*, p. 9, 1960.
62. Christian Lacombrade, *Synesios de Cyrène*, Les Belles Lettres, 1951.
63. *L'évangile selon Thomas*, § 77. H. Ch. Puech, 1957; Jean Doresse, 1959; Jean-Yves Leloup, 1986.
64. Héraclite d'Éphèse dans *Les présocratiques*, p. 129-187, La Pléiade, 1988.
65. L'esthétique de l'art roman dans sa simplicité et sa ferveur, résulte de Platon, Plotin, saint Augustin, saint Anselme. Le XIIIe siècle marque la fin d'une époque de lumière continuée par les exceptions que furent El Greco, Zurbaran et Rembrandt.
66. Dr Alexis Carrel, *La prière*, Plon, 1944. - Des textes découverts récemment sur la tombe du pharaon Pépi I révèlent qu'en 2300 avant notre ère, la prière était retenue pour faciliter l'accès à l'Au-delà.
67. C. Agrippa (1486-1535), *De la philosophie*

occulte, Liv. III, Ch. XXXII-XXXIV, Paris, 1970.
68. Mgr Landriot, *Le Christ et la Tradition*, Paris, 1865.
69. Anne-Catherine Emmerich, *Vie de N. S. Jésus-Christ*, écrite par Clément Brentano, 6 vol., Paris, 1860.
Hildegarde de Bingen, *Le Livre des œuvres divines*, traduit par Bernard Gorceix, Paris, 1982.
Jacquette Luquet-Juillet, *Le Graal et le Temple*, Le Mercure Dauphinois, Grenoble, 2000.
70. A. Pezzani, *La pluralité des existences de l'âme*, Paris, 1872.
Henri Corbin, *La préexistence de l'âme* dans *L'archange empourpré* de Sohravardi, Fayard, 1976.

Annexes

L'âme et l'encens

« Les hommes ont tort de chercher
à se représenter ce qui les attend,
car personne ne le sait. »

Ainsi, il y a 2500 ans, Héraclite, le premier penseur d'Occident – quoique né à Éphèse –, exprimait ce qui ne peut être contesté. Toutefois il ajoutait : *Toutes choses étant constituées à partir du FEU finissent dans le feu* et *Toutes choses passées en fumée seraient encore perceptibles à l'odorat.* Tertullien a écrit que pour Héraclite, l'âme est de nature ignée, *étincelle du feu stellaire*; elle survit au corps après la mort comme la fumée au bois qui brûle; sa nature se dissipe dans l'air et *remonte à l'âme selon la loi des semblables*. Le Feu est aussi Lumière. Les prodiges lumineux qui accompagnent les apparitions (Lourdes, Fatima) témoignent de l'existence d'une lumière première, *substance réelle qui remplit l'espace, le rien étant la matière, un vide dans cette lumière d'origine*[1] qui est source de vie et creuset des âmes.

Dès lors comment pouvons-nous avoir une perception de l'âme ?

Héraclite précisait : *Les yeux et les oreilles sont de mauvais témoins pour les âmes, sourdes à leur langage, quoi que les yeux soient des témoins plus exacts que les oreilles.* Le sens olfactif de l'être humain lui permettrait-il d'approcher l'âme d'un défunt ? Quant à cette âme, on ne sait si hors d'un corps elle a la capacité de sentir les odeurs. On croit que le parfum et la fumée d'encens créent une atmosphère qui lui serait propice ; n'est-ce pas ainsi que nous saluons les morts une dernière fois sur terre et aussi que nous sollicitons les grâces divines ?

Les réflexions métaphysiques d'Héraclite, « le premier dans l'Histoire à avoir parlé du *Logos divin*[2] », confirment la croyance en l'immortalité de l'âme et indiquent une manière de la détecter dans ce qui nous est invisible. L'âme émanant de la Lumière est purifiée par le Feu ; elle survit au corps en reprenant sa forme aérienne originelle. Dans l'ancienne Égypte elle était représentée par un oiseau (épervier ou faucon) aux ailes écartées, entrain de s'élever au-dessus du défunt : image symbolique qui représente aussi celle de la fumée impalpable, bientôt invisible, qui disparaît en se mêlant à l'air environnant. L'âme est un souffle lumineux, porteur de la vie, de l'énergie cosmique. Quand le corps meurt, – c'est-à-dire se refroidit, se décompose, retourne à la terre –, l'énergie qui l'a animé durant son existence terrestre revient à sa source, la Lumière divine dont elle provient, et peut-être afin de servir ailleurs.

À l'instar du parfum, secret et souffle de la fleur, l'âme ne serait-elle pas une cristallisation étonnamment créatrice et émotive en sa corolle charnelle ? Le parfum est un absolu comme l'âme, une irradiation de merveilleux en une variété d'odeurs de même que l'âme l'est de sentiments. Tel le parfum elle est un résumé et un exprimé, également un élément d'idéal en poésie, mais elle y surajoute d'être un parfum vital. Comme le parfum, elle s'exhale et elle s'épand invisible dans le silence[3].

Comment s'adresser à un souffle, le percevoir, l'entendre, le prier ? démarche vers Dieu ou vers une âme aimée pendant son séjour sur la terre. À moins de recevoir la grâce divine d'une extase mystique, la manière de communiquer, - outre la prière –, serait-elle par l'olfaction ? Comment l'âme, – lumière, souffle, fumée ou odeur –, est-elle perceptible pour l'être humain ? « Les noms latins *animus* (esprit) et *anima* (âme) sont de même nature que le mot grec *anemos* (souffle, vent). L'autre mot grec désignant le vent, *pneuma*, signifie aussi esprit… Parallèlement, les primitifs ont une vision de l'âme qui lui prête un corps formé de souffles invisibles[4] . »

Selon Paracelse[5], les odeurs, zéphirs impalpables, n'existent que par celui qui les décèle. Une démonstration par analogie avec le comportement de l'animal peut nous éclairer. Les phéromones, – sortes de messages chimiques et vibratoires captés par les organes olfactifs –, incitent l'étalon à déceler la présence d'une jument en chaleur à longue distance, les chiens à parcourir des kilomètres pour rejoindre une chienne, le papillon bombyx à voler jusqu'au mûrier où l'attend sa future compagne ; une femelle de papillon de nuit répand à douze kilomètres son odeur qui attire 25 % des mâles à cette distance. L'odeur du nid conduit la mésange à identifier ses petits et aux oiselets à retrouver leurs parents. Le lien invisible entre l'odeur et la famille, entre l'odorat et le sexe relève de notre condition d'êtres destinés à la procréation.

Les organes olfactifs, logés dans les fosses nasales, ont une surface variable : 10 cm2 chez l'homme, 200 cm2 pour le chien. Par le nez l'homme est capable de distinguer plus de mille nuances odoriférantes et si elles sont en harmonie vibratoire avec ses pulsions, de satisfaire sa faim, sa soif ou son désir sexuel. Il y a différence d'olfaction entre le mâle et la femelle ; ainsi 70 % des hommes sont anosmiques (ne sentent pas les odeurs) tandis que les femmes y sont toutes sensibles entre la puberté et la ménopause ; il a été constaté que l'ablation des ovaires diminue la sensibilité olfactive. Des expériences faites sur les rats ont démontré que privés d'odorat ils ne peuvent plus s'accoupler instinctivement et que leur agressivité diminue.

Des marquages de territoire sont à base olfactive ; le saumon, par exemple, suit un itinéraire olfactif dans sa remontée des rivières vers les lieux de ponte. Des études faites sur l'odorat de l'animal ont révélé que la quantité de matière odorante pour stimuler l'appareil olfactif est en général extrêmement faible. Or la détection est immédiate comme si un lien télépathique s'établissait à la vitesse d'un rayon de lumière et à une distance qui exclut l'intervention des autres sens.

C'est par l'odorat que le chien de chasse détecte le gîte du gibier, par le « flair[6] », cette capacité de déceler à distance, de reconnaître l'odeur propre à chaque espèce… « Flairer » signifie à la fois exhaler une odeur et la percevoir. Tel animal, telle plante par son parfum séduira ou éloignera qui en capte l'émission.

Chaque parfum a une longueur d'onde qui se diffuse à l'instar du cheminement des rayons ultra-violets. Toute molécule aromatique agit directement sur l'organisme par simple inspiration d'air dans la cavité nasale où une sélection se produit selon les individus ; des phénomènes allergiques par contact avec la peau, le nez, les yeux, les muqueuses peuvent être agréables ou désagréables selon les réactions de la personne. Il est évident que certaines odeurs sont apaisantes ou excitantes et que d'autres dont l'encens, sont de nature à créer une ambiance propice à la méditation.

Les termes « parfum » et « parfumer » (du latin *fumus*, fumée) ont leur origine dans la combustion de bois odoriférants et dans la fumigation dont le procédé consiste à diffuser l'arome d'une substance *comme une fumée*; ainsi en Égypte, à Karnak, brûlait-on à l'étouffée les grains d'encens[7] dans un encensoir. Vers 3000 av. J.-C., on eut l'idée de mêler les essences aromatiques à du suif (cierges d'Edfou), à de l'huile pour obtenir des libation et des onguents à partir des 7 parfums sélectionnés : encens, myrrhe, ambre jaune, camphre, rose, menthe, cannelle. Les Égyptiennes y ajoutaient pour accroître l'intensité de leur regard en allongeant leurs yeux, une pâte faite de sulfure d'antimoine, de corail, de citron et d'ambre qui deviendra le « stibium » des Romaines et le « kohol » des Orientales[8]. Champollion a découvert sur une peinture qui représente Horus faisant une libation sur la tête d'Aménophis II, cette inscription : « Tu es pur et pur tu reste-ras[9] ». Hormis le temple où le pharaon ou le prêtre procédait à l'encensement de la statue de la divinité, chaque égyptien offrait au dieu selon un rituel familial des libations ou fumigations parfumées. Les prêtres égyptiens qui préparaient huiles, onguents et fards parfumés suivant des recettes inscrites en hiéroglyphes (Medinet-Abou) devinrent les fournisseurs des laïcs; les parfums prirent une place importante dans la vie sociale : protection contre les forces malfaisantes, remèdes pour la santé, complément de séduction pour les femmes, ambiance agréable des banquets et des fêtes. L'historien Plutarque a relaté que Cléopâtre ensorcela de son parfum Jules César, puis Marc Antoine. Au IVe siècle avant notre ère, Alexandrie était le comptoir en parfums le plus important de Méditerranée. Alexandre le Grand y rapporta de ses conquêtes le musc (glande du chevreuil) et l'ambre gris (concrétion intestinale du cachalot), essences aromatiques d'origine animale.

À Babylone, dont les rois imposaient comme tribut de guerre aux peuples vaincus de fournir des aromates, on brûlait au premier de l'an, mille talents d'encens dans le temple de Mardouck, selon Hérodote[10]. En pays Scythe, les femmes s'évertuaient à des préparations odorantes tout en affinant la pointe d'airain des guerriers. Chez les Juifs, le parfum ne pouvait servir à aucun usage profane selon le code civil et religieux transcrit des préceptes de Moïse : « Tu feras un autel pour faire fumer *l'encens* perpétuel devant

Yahweh[11]. »

La Grèce, par Mycènes et la Palestine, par les caravanes du Sinaï, reçut l'art des parfums de la civilisation égyptienne : l'élégance du portrait de la femme crétoise surnommée « la Parisienne » comme celui de « la Sulamite » du Cantique des cantiques confirment le raffinement dans l'expression de la beauté féminine. Pour les Grecs les substances odoriférantes étaient de nature divine; par les aromates les dieux « qui sentent bon », manifestaient leur présence. En conséquence pour vénérer les dieux, communiquer avec eux et gagner leurs faveurs, *que le plus pur encens fume sur vos autels* conseillait Hésiode[12]. Progressivement la magie prit place dans cet entretien souhaité avec la divinité et l'art des parfums conduisit à l'invention de l'alambic, à la distillation et à l'alchimie.

Les Romains accueillirent les parfums que la conquête de l'Asie mineure leur révéla dès le IIe siècle av. J.-C. Ayant adopté la religion grecque ils honorèrent leurs dieux par des parfums : le safran au Soleil, l'ambre et la rose à Vénus, le cinname à Mercure… Les salles de bains utilisées par les Grecs s'étendirent à tout l'empire latin. Quoi que l'embaumement ne s'y répandît pas, les rites égyptiens de parfumer les cadavres furent appliqués (on brûla de l'encens pour les funérailles de Poppée, l'épouse de Néron). Les orgies des empereurs romains accompagnées d'une profusion de parfums témoignent que les plaisirs du corps avaient la primauté sur les cultes divins. Au IVe siècle, Byzance qui devint capitale de l'empire et ne s'en livra pas moins à la débauche assaisonnée d'essences capiteuses, utilisa à profusion l'encens dans les cérémonies religieuses ; il est relaté que « les patriarches de Constantinople furent contraints d'acquérir des terres en Mésopotamie pour y faire cultiver l'arbre à encens afin de n'en point manquer [13] ».

D'après le peu que nous savons des Gaulois qui n'ont pas laissé d'écrits, ils se servaient des plantes à des fins thérapeutiques et surtout de la verveine. Les Grecs, puis les Romains leur firent connaître les parfums. Aux temps carolingiens (751-987) leur emploi resta limité. Ce furent les Croisades de 1098 à 1291 qui révélèrent les parfums aux chevaliers francs ; au Proche Orient ils en apprirent l'usage et à leur retour en France l'imposèrent facilement à leurs épouses. L'épidémie de peste de 1347 développa l'utilisation des plantes aromatiques pour en triompher et des moines formés à l'enseignement antique véhiculé par les juifs et les arabes, entreprirent des expériences de distillation de l'alcool par l'alambic.

Vers 1370 on découvrit à l'université de Montpellier le procédé de diffusion du parfum par macération dans l'alcool. Un des premiers parfums ainsi réalisés fut « l'eau de la reine de Hongrie [14] » offerte au roi de France, Charles V le Sage qui usait alors comme eau de toilette, d'un mélange de romarin, de lavande et de musc.

Au XIVe siècle le terme « parfum » apparaît dans l'art de la tapisserie et les chroniques ; il semble provenir du vocable « perfumar » employé à Venise et dérivé du latin *fumus,* pour qualifier des effluves odorants. L'influence vénitienne et florentine dans l'usage des parfums accéléra son développement après les guerres d'Italie à la cour royale des Valois ; pour des intentions différentes Catherine de Médicis et Michel de Nostredame s'intéressèrent à la parfumerie.

En 1709, le chimiste italien Farina, établi à Cologne, lança une eau aromatique qui devint l'eau de Cologne dont le succès dure encore. L'habitude d'utiliser des gants parfumés incita des gantiers de Grasse à créer en 1730 la corporation des parfumeurs grassois. En 1775 s'installa à Paris la parfumerie Houbigant.

À la fin du XIXe siècle ce fut l'essor du parfum de synthèse par l'incorporation dans la proportion de 80 % de produits chimiques aux essences naturelles. De nos jours on utilise des crèmes parfumées comme aux temps anciens [15].

Dans la tradition aristotélicienne le sens de

l'odorat a été constamment suspecté et réprouvé jusqu'au dernier rang des sens de l'homme. En Orient l'olfaction déterminait le choix des parfums et contribuait à l'utilisation d'essences aphrodisiaques (musc, ambre, oliban, cannelle, camphre, santal), liant l'odeur à la volupté. Devant les excès d'emploi des parfums par la société l'Église romaine les condamna sous le prétexte qu'ils incitent à la tentation et relégua l'odorat hors des sens nobles de l'homme, en contradiction avec l'épisode de Marie-Madeleine, relaté dans l'Évangile de saint Jean (Xll, 7). Il est évident que le parfum peut rapprocher deux êtres en établissant une communication, sans recours à la parole et au toucher, une attraction ou une répulsion de nature invisible entre les vivants. Offrir un parfum est un témoignage d'affection et par son choix, un langage et une perception de ce qui plaît au partenaire ou le caractérise. René Laruelle a justement écrit : *De même que la lumière sert de contrepoint au tableau, la couleur à la musique, le regard au visage, le visage l'est au parfum,* car le parfum est une émotion d'être *comme les yeux la traduisent dans un visage.*

Sans omettre la sympathie sensuelle envers notre sens olfactif dont Montaigne et Jean-Jacques Rousseau firent montre, il a fallu attendre Sigmund Freud (1856-1939) pour renouer avec Lucrèce [16] et que l'odorat trouvât la place qu'il mérite parmi les sens de l'homme. Tout en se conformant aux théories philosophiques et religieuses de l'Occident et en se référant à sa théorie du refoulement, Freud l'a qualifié de lien le plus immédiat qui rattache l'homme à l'ordre cosmique. Mais il a dénoncé son atrophie, *car l'odorat n'est plus chez l'homme actuel un sens vital comme il devait l'être chez le préhistorique* (Edmond Roudniska). Si la fonction développe l'organe, la nécessité d'aujourd'hui n'oblige plus à se servir du sens olfactif pour chasser le gibier ou se nourrir de plantes : ce qui affinait ce sens chez les premiers hommes dans leur volonté de surmonter les risques de l'existence, n'est plus pratiqué à notre ère de « sécurisation » sociale.

De nos cinq sens l'odorat a cette supériorité sur les autres (et contrairement à ce qu'ont prétendu Aristote et Thomas d'Aquin) de sentir ce qu'on ne voit pas, n'entend pas, ne goûte pas, ne touche pas. N'est-ce pas ainsi qu'à certains moments, dans certains lieux, des odeurs, des effluves, captés par le nez révèlent qu'il s'agit d'un souvenir, de la compréhension de quelqu'un ou de quelque chose ? Il a été constaté que l'enfant, quarante-cinq jours après la naissance, est capable de reconnaître la présence de sa mère à l'odeur.

Chaque être a son odeur et un parfum préféré. Napoléon Bonaparte avait un sens olfactif extrêmement sensible ; il utilisait généreusement l'eau de Cologne [17] et en glissait toujours un flacon dans ses bottes ; le baron Fain qui fut son secrétaire, a écrit qu'il ne pouvait supporter certaines senteurs et son valet de chambre Constant précisa qu'on brûlait dans sa chambre à Longwood du bois d'aloès dans des cassolettes en vermeil afin de dissiper l'odeur insupportable de moisi.

La décomposition d'un corps mort le rendant nauséabond [18], l'âme garderait-elle l'élément immatériel retransmettant l'odeur ou le parfum de l'être vivant ? ou bien sa communication subsistant avec les humains qui la prient ou pleurent sincèrement son absence, serait-elle de nature odoriférante ? ou encore parfumer le défunt lui donnerait-il une force vitale nécessaire à son dernier voyage ?

Depuis les origines les hommes s'adressent à l'Au delà en brûlant des substances aromatiques dont, à l'expérience, *l'encens* a été sacré le plus propice. On vénère Dieu par le Feu (flamme des cierges, fumée des braises de l'encens). Un lien paraît exister entre la divinité et ses fidèles par l'exhalaison d'une fumée parfumée accompagnant la prière souvent silencieuse ou psalmodiée dans le plain-chant des moines depuis le IVe siècle, ou rythmant la méditation des anachorètes qui mesuraient leur temps de recueillement à la consumation d'un bâton d'encens.

Si, en conformité avec l'enseignement d'Héraclite, le Feu est le jugement, que l'âme quitte le corps en Fumée, notre amour et notre prière gagnent à être exprimés *par le feu de l'encens* et l'effluve de son parfum. On constate que la combustion de l'encens est un rite de toutes les religions et que la fumigation de certaines plantes est un baume de guérison.

Dans le christianisme, qu'ont apporté les Mages à la naissance de Jésus ? l'encens, la myrrhe et l'or ; si cet or par l'aspect n'eût été que de l'ambre doré, – ce qui est vraisemblable[19] au regard du message de « pauvreté » du Christ –, les trois principales substances aromatiques auraient été offertes par les érudits mystiques de l'époque afin d'honorer Jésus du parfum destiné à Dieu. Déjà au VIe siècle av. J.-C., le poète Xénophane avait écrit dans ses Élégies : *et au milieu de nous l'encens laisse exhaler sa sainte odeur.*

Les Anciens avaient perçu la présence de Dieu[20] à une lumière extraordinaire et à l'odeur ineffable qui l'environne. La liturgie chrétienne occidentale n'a prescrit l'utilisation de l'encens qu'au Ve siècle de notre ère (en même temps que l'onction du saint-Chrême) probablement après que l'empereur Constantin eut donné des encensoirs d'or à la basilique du Latran. Ce lien de l'encens et de la divinité existe chez tous les peuples et précisément sur les rivages de la Méditerranée où la civilisation fut marquée par le parfum et la luminosité. Lors de la naissance (1504 av. J.-C.) de la reine Hatschepsout en Égypte *Dieu se manifesta par une odeur d'encens.*

Dans la vision du « Temple de Dieu, ciel constellé d'étoiles et peuplé d'intelligences angéliques » que saint Jean décrit dans le livre de l'Apocalypse, il n'omet pas l'autel des parfums : *Les vingt quatre vieillards se prosternèrent, tenant chacun une harpe et* des coupes d'or pleines de parfums, *qui sont les prières des saints* (V, 8), et plus loin dans le texte : *« Puis vint un autre ange qui se tint près de l'autel,* un encensoir d'or *en main ; on lui donna beaucoup de parfums... et* la fumée des parfums *formés des prières des saints monta devant Die*u (VIII, 3-4).

D'après saint Luc (Év. I, 9-12) est ainsi relatée l'annonce par l'archange Gabriel de la future naissance de Jean-le-Baptiste : « Selon la coutume du service divin il échut au prêtre Zacharie d'avoir à entrer dans le sanctuaire du Seigneur pour offrir *l'encens.* Au dehors, le peuple était en prière à l'heure de l'encens. Un ange du Seigneur lui apparut debout à droite de l'autel de *l'encens.* »

L'offrande de parfums à Dieu est le geste naturel des hommes pour exprimer leur piété, leur prière et tenter d'établir une communication de leur état d'âme avec l'Invisible. La fragrance a une signification spirituelle que l'extase de mystiques a confirmée et qui qualifia la vie et la mort de nombreux justes *en odeur de sainteté*, telle l'odeur d'encens qu'exhala le corps de saint Polycarpe de Smyrne martyrisé le 24 février 157. Le parfum qu'exhale le saint est sans doute lié à l'élévation spirituelle et à l'ascèse qui libèrent l'homme de son animalité et de la corruption de la chair.

Thérèse d'Avila définissait « une odeur de reliques », ce parfum d'encens, de rose ou de violette caractérisant un état de perfection seulement perçu par l'olfaction qui semble éveiller un souvenir inconscient. Les mystiques l'ont toujours tenu pour un fait réel et les médecins spécialisés n'excluent pas une manifestation de « l'état de l'âme » dans un phénomène qui dépasse les dimensions pathologiques normales. À défaut d'explications scientifiques, de telles manifestations tangibles sont considérées comme les effets d'une ascension surnaturelle ». L'association de la bonne odeur à la sainteté n'a rien qui puisse étonner. Le saint, en effet, a un contact privilégié avec l'Au delà; or le paradis était déjà évoqué aux temps de Plutarque (45-125) ou de Lucien (125-192)[21] « comme rempli d'effluves exquis ».

Du vivant des personnes gratifiées de la grâce divine des odeurs ineffables ont été constatées en relation avec les stigmates; dans l'exemple du père Pio mort en 1968 *c'est au sang des plaies que paraît lié le parfum* (Dr Hubert Larcher). Il a été relevé des cas d'exhalaison à distance comme si le saint ou sa statue avait la capacité d'émettre au dehors et par intermittence des rayons fragrants. Il a été étudié auprès de « receveurs » privilégiés, leur perception des effluves parfumés provenant d'icônes, d'effigies de Notre Dame, d'images et d'objets personnels de saints personnages. Comment des lieux sacrés, des objets inanimés continuent-ils d'irradier au cours des temps et en certaines circonstances, une fragrance prodigieuse et perceptible seulement par d'heureux élus ? Le langage des parfums et des signes n'est accessible qu'aux initiés du message divin, aux hommes de cœur obéissant à la volonté de Dieu… *que ma prière se présente devant Toi comme l'encens, l'élévation de mes mains comme l'offrande du soir*[22] !

Toute fumée qui monte s'identifie à l'axe virtuel joignant la Terre au Ciel de même qu'elle symbolise par son odeur, sa ligne de course et la flamme d'où elle vient, la respiration d'un foyer, la lumière et la vie, lorsqu'on la voit s'élever de la cheminée d'une maison de campagne ou d'un feu de camp dans la brousse.

Cette tentative d'approche céleste par le parfum et sa fumée odoriférante quand on le brûle, avait outre l'offrande et la prière, d'autres applications : la mise en fuite des entités malfaisantes, le rite d'embaumement et l'assainissement de l'atmosphère.

Dans la bénédiction des foyers le prêtre parcourait la maison avec l'encensoir en psalmodiant les prières prescrites pour la circonstance. L'odeur et la fumée d'encens protégeaient des maléfices et éloignaient le diable. Ainsi les exorcistes pour triompher du démon dont les manifestations sont souvent nauséabondes de soufre, brûlent de l'encens autour du possédé afin d'aider à sa libération de l'emprise diabolique.

Comme le signe de croix chasse le démon dans l'exorcisme, une ville investie par les armes était autrefois « fumigée » afin d'en chasser les dieux hostiles et y installer la divinité protectrice du vainqueur. Les maladies étaient soignées par des fumigations d'aromates pour faire sortir du corps les mauvaises influences. Les peintures offertes à la vue des fidèles dans les temples étaient destinées, par les couleurs choisies, à des intentions bénéfiques ou de sauvegarde. Les fards égyptiens d'ocre rouge sur le visage appelaient la protection des forces invisibles. Ces pratiques magico-religieuses relevaient d'une *alchimie des parfums* (Paracelse 1493-1541) et des couleurs qui avaient été attribués déjà par l'astrologie chaldéenne aux planètes, instruments de Dieu pour régir le monde.

Ainsi, afin d'être en harmonie avec l'astre dominant l'horoscope, il était conseillé d'utiliser son parfum et sa couleur.

Toute excitation sensorielle, que ce soit une note de musique, un feu de bois, un effluve parfumé ou une couleur, produit une réaction dynamo-génique positive ou négative qui dépend de l'amplitude de l'excitation (due à l'intensité, à la vitesse de vibrations et aussi à la réceptivité du sujet). La nature et les nuances d'un parfum sont différemment supportées selon la personne qui l'apprécie ou est incommodée par ses vibrations [23]. La jusquiame, le thym, le serpolet, l'eucalyptus sont d'excellents antidotes à la rhinite chronique, au rhume des foins et à l'asthme…

La subtilité insaisissable du parfum l'apparente à une présence impalpable, aux manifestations de lumière ineffable qui auréole certains êtres ou certaines images et correspond à l'interprétation humaine de l'âme invisible. La persistance de l'odeur d'une personne après un départ évoque la durée, le souvenir, voire l'impression d'une existence aérienne. Un parfum capté dans l'enfance continue d'évoquer la présence de la mère comme l'odeur d'un feu de bois dans l'âtre, la protection familiale.

Ainsi le parfum prend sa place dans la mémoire comme une chose sentie, et non apprise intellectuellement, tel le résultat d'une perception de la conscience. Si une odeur réapparaît fortuitement, celui qui la perçoit éprouve une angoisse ou une béatitude par imagination entre ce qu'il sent et ce qu'il ne voit pas. Ce phénomène est de même nature que la griserie du pèlerin traversant un champ de genévriers, de thym ou de serpolet qui, chauffés par le soleil, dégagent une senteur immatérielle. Toute exhalaison de substance odoriférante nous fait sortir des contraintes du corps et du raisonnement pour accéder au monde du rêve, de l'imaginaire et peut-être du vrai réel : *le lien de vie avec l'invisible.*

Un tel cheminement vers une réalité qui nous échappe, a souvent conduit les hommes à vouloir assurer dans des conditions optimales la survie des cadavres de leurs chefs et de leurs proches. Les Égyptiens anciens embaumaient les corps des défunts parce que croyant en l'immortalité de l'âme, le corps restait pour eux le véhicule de l'âme dans son voyage vers l'au delà. Ils pensaient que le mort ne pouvait survivre que grâce aux vivants, par leurs offrandes déposées dans le tombeau et être reçu ailleurs que par une protection corporelle due aux aromates.

Ces rites de survie physique résultaient d'une conception anthropomorphique – dont le viol des tombes démontra la vanité. Mais il en subsiste la préoccupation essentielle qui consistait en la fumigation d'encens afin de créer une atmosphère propice à l'envol de l'âme par le parfum et sa fumée qui assuraient un lien odoriférant avec l'Au delà et l'approche pressentie de la divinité. L'église chrétienne a retenu ce procédé dans le rite de l'absoute des défunts. Selon Marsile Ficin (1433-1499) l'âme individuelle est prisonnière d'un univers à demi illusoire, mais elle est appelée à une ascension contemplative et unitive. Au XVIe siècle le médecin philosophe Cornelius Agrippa a écrit : *Les parfums et l'onction portent leur odeur partout et ouvrent les portes des cieux... Il s'agit en se servant d'une force naturelle d'amener l'Invisible au Visible et d'élever le Visible à l'Invisible.*

Suivant les philosophes antiques *Tout objet est chargé d'une parcelle d'énergie cosmique.* L'encens prélevé sur la sève de l'arbuste est principe de vie. Par la combustion, les grains d'encens deviennent irradiants. Le Feu permet au parfum de se répandre, à la Fumée de s'élever et au croyant de mieux prier. À ce sujet, Montaigne a judicieusement noté les réflexions de l'humaine condition : *J'ai souvent perçu que* les odeurs me changent et agissent en mes esprits, *suivant qu'elles sont. L'invention de l'*encens *et parfums aux églises... regarde à cela de nous réjouir, éveiller et purifier le sens pour nous rendre plus propres à la contemplation...* [24]. Au XIIe siècle, le médecin philosophe Maïmonide avait conseillé *pour fortifier le cerveau, des fumigations à base d'ambre et d'*encens.

Dans les rites d'immortalité de l'ancienne Égypte (2500 av. J.-C.), -au chapitre 161 du *Livre des morts* –, Thot essaie de « percer le ciel » afin de mettre le défunt en contact avec le souffle cosmique, le parfum divin [25]. La fumée d'encens était de nature à mettre en communication l'âme avec Dieu, à appeler Son intervention pour chasser les démons, à la conduire au monde des âmes – source de l'énergie, de la lumière, de l'odeur de sainteté et de l'immortalité.

La fumée concrétisant l'image de la montée de l'âme, on comprend que l'incinération fût chez de nombreux peuples le moyen naturel de délivrance de l'âme et que, d'autre part, la prière des vivants fût accompagnée de *l'encens* afin de mieux prier, puisque parfum et fumée accompagnent la totalité du défunt dans un autre monde, ne serait-ce que par la croyance, l'émotion, l'intuition ou l'imagination.

Cette imagination ne semble pas être de l'imaginaire. Quand récemment Vassula, dans ses *Dialogues avec Jésus*, lui fait part de l'*odeur d'encens* qu'elle perçoit, elle entend Jésus lui répondre : *C'est mon signe et ma bénédiction*. Quand le défunt se présentait à la porte d'Osiris, Anubis disait à son voisin : La voix résonne d'un homme venant d'Égypte… « je m'en réjouis car *je sens que son odeur est celle de l'un de vous*. Ces anecdotes donnent tout son sens à la phrase d'Héraclite, transcrite par Plutarque : *Les âmes dans l'Hadès perçoivent les senteurs*. Ne pourrait-on dire qu'il y a reconnaissance de l'appartenance au monde des âmes lorsque l'effluve devient ineffable et s'identifie au parfum divin ?

En référence au Psalmiste qui chante : *Que mon oraison monte à vous, Seigneur, ainsi que l'*encens *qui brûle en votre présence » beaucoup estiment que l'*odorat *est le plus plein de vie et le plus spirituel de tous les sens*[26].

Il est pour l'être vivant, une autre perception, invisible et impalpable, qui le met en condition de se dégager des contraintes terrestres pour recevoir quelque lumière. De même qu'un être (arbuste, plante, animal…) dégage une odeur particulière et reconnaissable par l'odorat, la voix humaine, le chant d'un oiseau ou le souffle du vent concernent l'ouïe sans l'intervention des autres sens. Il y a là une liberté de sentir, différente selon les êtres, dont l'objet échappe à nos yeux et à nos mains pour l'appréhender. Tandis que la vue attirée par l'objet est le plus intellectuel de nos sens, le goût et le toucher les plus matériels, l'ouïe rejoint l'odorat pour sublimer les sensations et nous faire pressentir les liens invisibles avec le monde des âmes. Les antennes odorative et musicale paraissent être les seules susceptibles de capter et d'émettre des messages hors des limites de notre intellect, comme si elles étaient enracinées dans notre conscience et peut-être un de ses moyens subtils de communication à l'instar du rêve.

Mystère de l'Amour qui brûle, se consume, s'exhale en mourant, l'encens *est le symbole de la prière de* l'âme *qui adore et remercie Dieu en s'élevant vers le ciel*[27] *!*

NOTES

1. Henri Coton-Alvart, *Les Deux Lumières*, éditions Dervy, 1996.
2. R.P. Allo, *L'Apocalypse de saint Jean*, p. 34, Sources bibliques, Gabalda, 1933.
3. Félix Cola, *Le Livre du Parfumeur*, p. 15.
4. C. C. Jung, *L'homme à la découverte de son âme*, p. 56.
5. Paracelse, *Livre des prologues*, ch. VII.
6. *Mutatis mutandis*, à un niveau supérieur, Nietzche a écrit que dans sa recherche de la vérité il possédait « le flair » de dévoiler les auteurs menteurs ou lâches, à la lecture de leurs oeuvres. Il semble qu'il s'agissait plutôt d'un don psychologique, d'une intuition d'ordre intellectuel, d'autant que selon G. Bachelard (*L'air et ses songes*), il ne goûtait pas les parfums.

7. Encens provient du latin *incendere* qui signifie allumer, brûler.
8. Félix Cola, *op. cit.* p. 21 et 51.
9. J. F. Champollion, *Monuments de l'Égypte*, t. 1, p. 52.
10. Hérodote, *Histoires*, I, ch. 183.
11. Livre de l'Exode, II, 30, *Bible*, trad. A. Crampon, Paris, 1939.
12. Hésiode, *Les travaux et les jours* (VIIIe s. av. J.-C.).
13. L'arbre a souvent été rapproché de « l'arbre de vie » aux fruits de félicité spirituelle, cité par saint Jean dans l'Apocalypse (II, 7) : « Au victorieux, je lui donnerai à manger de l'arbre de vie. » Les monnaies d'Éphèse, avant Alexandre, portaient un arbre sacré associé à la déesse Artémis.
14. Hedwige, qui selon la légende, s'en servit afin d'épouser en 1386 le prince de Lituanie, Ladislas Jagellon, roi de Pologne, son cadet de quarante ans.
15. Les parfums les plus appréciés à la fin du XXe siècle sont *Chanel n° 5* et *Shalimar* (demeure de l'amour) de Guerlain devant *Opium, Arpège, Femme* de Rochas, *Air du Temps*, *L'eau sauvage* et *L'eau d'Hermès* (Roudniska).
16. Lucrèce (*De natura rerum*) tout en expliquant par la théorie des atomes les affinités dues aux odeurs donna une place à l'odorat dont Aristote avait réduit l'importance.

17. L'eau de Cologne que l'Empereur utilisait aussi dans ses bains était composée d'alcool à 95° et d'huiles essentielles de bergamote, citron, oranger et romarin (P. Delaveau, *Histoire des plantes médicinales*, p. 256).
18. « L'odeur du corps mort est *mauvaise* et assimilée à l'odeur des sépulcres. » C. C. Jung, *Mysterium Conjunctionis*, I, 97.
19. Voir annexe : *L'or, L'encens et la myrrhe*.
20. « L'idée de Dieu fait partie de la substance première et inexpugnable de l'âme humaine. » C.G. Jung, *op. cit.* p. 244.
21. Annick Le Guérer, *Les pouvoirs de l'odeur*, chap. V, Paris, 1998.
22. Psaume 141, trad. chanoine Crampon, Paris, 1939.
23. « Une femme dont l'odeur naturelle est proche de l'ambre ou du musc (à l'influence sédative), a l'avantage pour se tonifier à choisir des parfums à vibrance rapide, telles la lavande, la verveine, la bergamote ou la rose » (Docteur Vergnes).
24. Michel de Montaigne, *Essais* I, 55.
25. « L'image de l'esprit divin comme parfum semble être d'origine orientale et se retrouve dans la gnose. » (M.-L. von Franz, *Aurora consurgens*, p. 383).
26. Cornelius Agrippa (1486-1535), *op. cit.* (Liv. III, c. 64).
27. Romano Guardini, *Les signes sacrés*, trad. A. Giraudet, 1938.

BIBLIOGRAPHIE

CORNELIUS AGRIPPA DE NETTESCHEIM, *De occulta* philosophia, Cologne 1533.
J. P. ALBERT, *Odeurs de sainteté. La mythologie chrétienne des aromates,* E.H.E.S.S., 1990.
RP. E. B. ALLO, *L'Apocalypse de saint Jean*, Sources bibliques, Gabalda, 1933.
CHARLES AUTRAN, *Mithra et Zoroastre,* éd. Payot, 1935.
GASTON BACHELARD, *L'Eau et les rêves,* éd. Corti, 1940.
L'Air et les songes, d° 1943.
La poétique de la rêverie, P U F, 1960.
CHRISTINE BARBIER, *L'encens et la myrrhe*, Catalogue Exposition « Parfums de plantes », p. 187-189, Musée d'Hist. Naturelle (déc.1987).
FRANZ BARDON, *Pratique de magie évocatoire,* éd. Ruggeberg, 1990.
HENRI BERGSON, *La pensée et le mouvant*, Alcan 1934 ; *L'énergie spirituelle*, puf, 1949.
JOACHIM BOUFFLET, *Encycl. des phénomènes extraord. dans la vie mystique*, éd Œil, 1992.
JACQUES BROSSE, *La Magie des plantes,* éd. Albin Michel, 1990.

ÉMILE BURNOUF, *Essai sur le Vêda*, éd. Dezobry, 1863.
JEAN-FRANÇOIS CHAMPOLLION, *Les monuments de l'Égypte et de la Nubie*, t. I et II.
EUG. CHARABOT et C. GATIN, *Le parfum chez la plante*, Encycl. Scient., éd. Doin.
MAURICE CHASTRETTE, *L'art des parfums*, Hachette, 1995.
ANDRÉ COGNAT, *L'âme des parfums*, éd. Les yeux de son maître, n° 29, mai 1996.
FÉLIX COLA, *Le Livre des Parfumeurs*, Tournai, 1979.
MICHEL COQUET, *Connaissance de l'après-vie*, éd. L'Or du temps, 1991.
HENRI COTON-ALVART, *Les Deux Lumières*, éd. Dervy, 1996.
PIERRE DELAVEAU, *Histoire des plantes médicinales*, éd. Albin Michel, 1982.
DR GEORGES DELMAS, *L'odeur de sainteté,* Revue de Paris, nov. 1907.
DENYS L'ARÉOPAGITE (VIe siècle), *Œuvres complètes,* trad. de Gandillac, Paris, 1943.
DÉTIENNE, *Les jardins d'Adonis, la mythologie des aromates en Grèce ancienne,* éd. Gallimard, 1990.
T. ENGEN, *The perception of odors*, New York, 1982.
PAUL FAURE, *Parfums et aromates de l'Antiquité*, éd. Fayard, 1991.

R.P. Festugière, *La Révélation d'Hermès Trismégiste*, éd. Gabalda, 1944-1954.
Marsile Ficin, *Commentaire sur le Banquet de Platon*, éd. Les Belles Lettres, 1956.
Paule Fougère, *Le livre des parfums,* éd. Robert Morel, 1972.
Marie-Louise von Franz, *Aurora consurgens*, Clamecy, 1982.
Romano Guardini, Les signes sacrés, éd. Spes, 1950.
Max Guilmot, *La signification des métamorphoses du défunt en Égypte ancienne*, Revue Hist. des Religions, t. 175, 1969.
L'espoir en l'immortalité de l'âme dans l'Égypte ancienne, I & II.
Ibidem, t. 165 et 166, 1964.
Lettres aux morts dans l'Égypte ancienne, *Ibidem*, t. 170,1966.
Le message spirituel de l'Égypte ancienne, Paris, 1954.
Héraclite, *Fragments et témoignages*, *Les présocratiques*, coll. La Pléiade, 1988.
Hérodote, *Histoires*, La Pléiade, 1965.
J. K. Huysmans, *La cathédrale*, Paris, 1908.
Charles Joret, *Les plantes dans l'Antiquité et au Moyen Âge*, Paris, 1897.
Carl Gustav Jung, *L'homme à la découverte de son âme*, Genève, 1962.
Carl Gustav Jung, *Métamorphoses de l'âme et ses symboles*, Genève, 1989.

Carl Gustave Jung, *Mysterium conjunctionis*, éd. Albin Michel, 1989.
DR HUBERT LARCHER, *Le sang peut-il vaincre la mort?* éd. Gallimard, 1951.
RENÉ LARUELLE, *L'art du parfum*, éd. Le temps apprivoisé, Bruxelles, 1993.
Le parfum perdu, éd. Buchet-Chastel, Paris, 1996.
ANNICK LE GUÉRER, *Les pouvoirs de l'odeur*, éd. Odile Jacob, Paris, 1998.
JACQUES LINDSAY, *Les origines de l'alchimie dans l'Égypte gréco-romaine,* Monaco, 1986.
LUCIEN DE SAMOSATE, *Œuvres complètes*, trad. Eug. Talbot, II, Paris, 1857.
LUCRÈCE, *De la nature des choses*, éd. Les Belles Lettres, 1924.
JACQUETTE LUQUET-JUILLET, *Occitanie, terre de fatalité*, 4 tomes, Cannes, 1994 et
réédit, Dervy, Paris, 1997.
MAÏMONIDE, *Traité de l'asthme*, (L. Cotinat, Revue Hist. de la Pharmacie, XVII, 1965).
AUGUSTE MARIETTE, *Le Serapeum de Memphis*, Paris, 1857.
THEODORE MONOD, *Les arbres à encens de l'Hadramaout*, Bull. Musée Hist. Nat., 1979.
MICHEL DE MONTAIGNE, *Essais* I, 55 : Des senteurs, La Pléiade, 1950.
GEORGES MUCHERY, *Magie astrale des parfums*, Paris, 1971.

V. R. NAVES, *Technologie et chimie des parfums naturels,* éd. Masson, 1974.
F. NIETZSCHE, *Œuvres Philosophiques*, éd. La Pléiade, 1971.
M. P. OTTO, *L'industrie des parfums*, éd. Dunod, 1924.
OVIDE (43 av. J.-C.-16), *Les Métamorphoses*, éd. Les Belles Lettres, Paris, 1928.
PARACELSE (T.A.B. von Hohenheim), *Oeuvres complètes*, éd. Chacornac, Paris, 1914.
JEAN-MARIE PELT, *Drogues et plantes magiques*, éd. Horizons de France, 1971.
LOUIS PEYRON, *La mémoire olfactive*, éd. Antoine Chiris, 1968.
S. PIESSE, *Histoire des parfums et hygiène de la toilette*, éd Baillière, 1905.
Chimie des parfums et fabrication des essences, éd. Baillière, 1922.
GHISLAINE PILLIVUYT, *Histoire du parfum*, éd. Denoël, 1991.
PLATON, *Timée ou De la Nature*, Œuvres complètes, éd. La Pléiade, 1950.
PLINE L'ANCIEN (23-79), Histoire naturelle, XXXI-II, 37 vol.
PLUTARQUE (45-125), *Vies des hommes illustres, Oeuvres morales et diverses*, 1888.
W. A. POUCHER, *Parfums, cosmétiques et savons*, t.I, éd. Dunod, 1951.

GUY RACHET, *Le livre des morts égyptiens*, éd. du Rocher, 1996.
CLÉMENCE RAMNOUX, *Héraclite,* éd. Les Belles Lettres, 1959.
CHARLES REGISMANSET, *Philosophie des parfums*, « Scripta brevia », éd. Sansot, 1907.
E. N. SANTINI DE RIOLS, *Les Parfums magiques*, Paris, 1903.
Dictionnaire des pierres et des parfums, rééd. Belfond, Paris, 1981.
ANTONIN ROLET, *Plantes à parfums et plantes aromatiques*, éd. Baillière, 1918.
STÉPHANE ROSSINI, *Osiris, rites d'immortalité de l'Égypte pharaonique*, éd Trismégiste, Paris, 1995.
EDMOND ROUDNISKA, *L'intimité du parfum*, éd. Perrin 1974 ; *L'esthétique en question*, éd. puf, 1977 ; *Le parfum*, Que sais-je ? n° 1888, éd. puf, 1980.
GUY ROULIER, *Traité d'aromathérapie*, éd. Dangles, 1996.
JEAN-JACQUES ROUSSEAU, *Oeuvres complètes*, La Pléiade, 1969.
G. RYCKMANS, *De l'or* (?), *de l'encens et de la myrrhe*, Revue Biblique LVIII, 1951.
PATRICK SÜSKIND, *Le Parfum*, éd. A. Fayard, Paris, 1986.
THÉOPHRASTE (*Tyrtamos d'Erèse* 372-287) *Caractères*, éd. Les Belles Lettres, 1920.

VASSULA, *La vraie vie en Dieu*, éd. Œil, Paris, 1990.
DR VERGNES, *Les parfums et la médecine*, Le voile d'Isis, n° 143, Paris, 1931.
THÉRÈSE VIAN, *Une vie au service du parfum*, 1991.
RUTH WINTER, *Le livre des odeurs*, éd. du Seuil, 1978.
Conseil de l'Europe, *Matières aromatisantes naturelles et artificielles*, 1973.
Dictionnaire des Connaissances religieuses (J. BRICOUT) : Encens.
Dictionnaire des symboles (J. CHEVALIER - A. GHEERBRANDT), 4 vol., éd. Seghers, 1973.
ENCYCLOPÉDIE LAROUSSE : *Parfum*.
ENCYCLOPEDIA UNIVERSALIS : *olfaction, soc. animales, comportement sexuel, parfum*.

L'or, l'encens et la myrrhe que les Mages offrirent à la naissance du Christ selon saint Matthieu (Év., II, 11)

Il est vraisemblable de penser qu'il ne s'agissait pas d'or, mais d'une substance ayant l'aspect de l'or au moins quant à la couleur. Au vu du contexte ce devait être de l'ambre jaune. Que peut-on offrir au Christ si ce n'est le parfum brûlé sur les autels ?

Le Révérend Père Drobot a écrit [1] : *Une autre proposition a été avancée par G. Ryckmans* [2] *: Les Mages avaient offert au Christ du « za habb », de l'encens et de la myrrhe. Rien ne s'oppose, du point de vue philologique, à ce que le premier de ces trois termes soit interprété comme les deux suivants qui sont des aromates... Leur nom rap-pelle celui des essences aromatiques destinées au culte divin dans les pays des Mages et dont les inscriptions gravées sur les petits autels à parfum de Saba sont des témoins authentiques : dhb, lbny, mrt... Dans le monde hellénistique, le nom du premier des aromates a été traduit par « or ».*

L'encens, ou oliban, est en botanique le qualificatif du romarin ; l'oliban véritable est la résine du Boswellia Carteri, arbuste originaire du sud de l'Arabie qui pousse sur les sols rocailleux et secs. Le terme « encens » provient du latin *incensum* qui signifie « brûlé ». L'importance du Feu, de la combustion de l'encens a prévalu sur le terme oliban, car c'est en brûlant que cette substance résineuse aromatique répand son parfum balsamique, comme la plupart des oléo-gommes-résines. L'encens et la myrrhe sont récoltés sur des arbustes, sous forme de larmes, de couleur jaune (encens) ou rouge foncé (myrrhe). Utilisés pour le culte rendu aux dieux par les peuples de l'Antiquité ils servaient aussi à fabriquer des parfums et des remèdes (Christine Barbier).

L'encens provenait d'Erythrée et d'Arabie, la myrrhe d'Hadramaout (Yémen), transportés par les caravanes qui passaient par Pétra.

L'ambre jaune, qui est une résine fossile, était recueilli sur le rivage de la mer Baltique à l'embouchure de la Vistule, (entre Gdansk et Koenigsberg), tandis que l'ambre gris produit dans l'intestin des cachalots fut rapporté des côtes de l'Océan Indien et du golfe d'Oman par les marins de la flotte d'Alexandre-le-grand en 325 av. J.-C. L'ambre jaune est la plus belle des substances fossiles par son aspect extérieur[3]. Il était appelé en grec *« électron »* (électron) pour ses propriétés magnétiques et électriques ; les colliers, chapelets, amulettes sont des capteurs et des conservateurs d'énergie, se chargeant sur la personne qui les porte pour rediffuser son rayonnement. Sa capacité quand on le frotte d'attirer les corps légers (Plutarque) fut le plus anciennement connu des phénomènes « électriques » ; de son nom provient le terme « électricité ». L'ambre représentait sous ce symbole d'attraction invisible et impalpable, le fil psychique reliant l'énergie individuelle à l'énergie cosmique. Le lien par l'ambre est d'ordre spirituel. Denys l'Aréopagite a même écrit que *l'ambre est attribué aux essences célestes parce qu'il réunit en lui les formes de l'or et de l'argent, symboles de la pureté et de la lumière.* À Lindos (île de Rhodes), dans le temple d'Athéna, l'impératrice Hélène consacra une coupe d'ambre de la forme de son sein en l'honneur de la déesse de la sagesse. En Pologne l'ambre jaune est encore appelée « pierre du soleil » ; sur la côte de la Baltique, charrié pour sa légèreté par les vagues de la mer il est recueilli à l'épuisette ou bien extrait de la terre à vingt mètres de profondeur en filon de résine fossile.

L'ambre est entré dans un proverbe : *Il est fin comme l'ambre* « c'est-à-dire doué d'une forte pénétration, de sagacité, mot qui, à l'origine, signifiait : finesse de l'odorat.

Quelques extraits de poésie

Ils voguaient vers ces climats où l'Océan,
pour eux,
*Sur l'*ambre *et le corail, roulait ses flots heureux.*
Casimir Delavigne, *Œuvres* (t. 1)

Puissent jusques au ciel vos soupirs innocents
*Monter comme l'*odeur *d'un agréable encens.*
Racine, *Esther* (I, 2)

Je verrai les chemins encor tout parfumés
Des fleurs dont sous ses pas on les avait
semés !
Racine, *Iphigénie* (IV, 4)

Oui, toute odeur *est une fée*
Si j'épluche le soir, une orange échauffée
Je rêve de théâtre et de profonds décors,
Si je brûle un fagot je vois, sonnant du cor,
Dans la forêt d'hiver, les chasseurs faire halte.
François Coppée, *Les parfums*

Jamais n'as-tu quelquefois respiré
Avec ivresse et lente gourmandise
*Ce grain d'*encens *qui remplit une église ?*
Baudelaire, *Le Parfum*

Les parfums, les couleurs et les sons se
répondent.
Il est des parfums frais *comme*
des chairs d'enfants,
Doux comme des hautbois, verts comme
des prairies,
Et d'autres corrompus, riches et triomphants,
Ayant l'expansion des choses infinies,
*Comme l'*ambre, *le musc, le benjoin et l'*encens
qui chantent les transports de l'esprit et des sens.
Baudelaire, *Correspondances*

Parfois, on trouve un vieux flacon qui
se souvient
D'où jaillit toute vive une âme *qui revient...*
Baudelaire, *Le flacon*

La myrrhe *a parfumé leurs membres assouplis*
José-Maria de Hérédia, *Le Tepidarium*

Mais jamais rien à moi ne Vous a révélé
Ni les cloches qui sont un encens *cadencé*[4]*…*
Par leurs puissants parfums *les soirs*
sont accablés.
Anna de Noailles, *Les vivants et les morts*

Un frais parfum *sortait des touffes*
d'asphodèle
Les souffles de la nuit flottaient sur Galgala.
Victor Hugo, *Booz endormi*

La fleur tombe en livrant ses parfums
au zéphire,
À la vie, au soleil, ce sont là ses adieux.
Lamartine, *L'Automne*

Endormons-nous dans nos prières
Comme le jour s'endort dans le parfum *du soir.*
Lamartine, *Méditations poétiques*

J'ai vu sous le soleil tomber bien d'autres choses
Que les feuilles des bois et l'écume des eaux,
Bien d'autres s'en aller que le parfum *des roses*
Et le chant des oiseaux.
Alfred de Musset, *Les Nuits*

*Tu es la verge d'*encens *remis en ardure*
Qui par le désert est montée au Ciel
sur toute créature
Rutebeuf, *Poésies* (II, 12)
(trouvère champenois du XIIIe siècle)

Nous sommes tant parfumés *les soirs*
de fleurs d'orange
qu'en cet endroit je crois me trouver
en Provence
Marquise de Sévigné, *Lettres*, (3.07. 1689)

En cet endroit le baume, en cet autre la myrrhe
Me portent leurs parfums *sur l'aile du zéphir.*
Antoine Godeau (1605-1672) Églogue 1. *Poésies*
(Évêque de Grasse, puis de Vence)

Et tu fis la blancheur sanglotante des lys
Qui roulant sur des mers de soupirs qu'elle
effleure
À travers l'encens *bleu des horizons pâlis*
Monte rêveusement vers la lune qui pleure
Stéphane Mallarmé, *Les Fleurs*

Quelques extraits des Antiques

L'*ambre*, si vous en croyez la fable, provient des larmes versées par les peupliers des bords de l'Eridan,– qui sont les sœurs de Phaéton (fils du Soleil), changées en arbres à force de pleurer le malheureux jeune homme (tombé du char du soleil qu'il avait voulu conduire) et distillant des pleurs qui forment l'*ambre*.

Convaincu de la vérité du récit des poètes Ovide et Euripide j'espérais que si un jour je me trouvais près de l'Eridan, j'irais tendre le pan de ma robe sous l'un de ces peupliers afin de recueillir quelques unes de ces larmes *ambrées*, je fus dupe de ma crédulité.

Lucien de Samosate (140-200),
De l'ambre et des cygnes

Selon une légende grecque, l'*encens* serait né de l'union du Soleil et de Leucothoé, fille du roi des Perses et suzerain du Pays des aromates. Ayant découvert que Phoebus était l'amant de sa fille, Orchamos à la tombée du jour la fit enfouir dans une fosse profonde et recouvrir de sable. Au matin, le Soleil éclairant à nouveau la Terre, tenta de réchauffer Leucothoé de ses rayons, mais en vain. Alors il versa sur son corps un nectar odorant en l'assurant qu'ainsi elle monterait au ciel. De la glèbe jaillit un arbuste à *encens* dont le parfum devait relier la Terre au Ciel.

Les Orphiques et les Pythagoriciens qui prohibèrent les sacrifices sanglants, firent de l'*encens* l'unique offrande digne des dieux que les hommes pouvaient accomplir afin de communiquer avec l'Au-delà.

OVIDE (43 av. J.-C. - 16 ap. J.-C.),
Les Métamorphoses (Liv. IV, v. 250)

Le jour était venu où Chypre tout entière célébrait avec éclat la fête de Vénus, l'*encens* fumait de toutes parts. Alors, après avoir déposé son offrande, Pygmalion dit d'une voix timide : « O déesse, donnez-moi pour épouse une femme semblable à la vierge d'ivoire que j'ai sculptée. »

OVIDE,
Les Métamorphose (Liv. X, v. 270)

Selon Pythagore, le phénix ne vit ni de grains ni d'herbes, mais des larmes de l'*encens* ; après avoir construit son nid il amasse de la cannelle, du cinamme, de la myrrhe, il se couche dessus et termine sa vie au milieu des parfums.

Ovide,
Les *Métamorphoses* (Liv. XV, v. 392-400)

Dès l'âge le plus tendre, Alexandre honora les dieux avec magnificence. Un jour qu'il faisait un sacrifice, il jeta dans le feu une telle abondance d'*encens* que Léonidas, son premier précepteur (avant Aristote) s'écria : « Vous pourrez procéder ainsi quand vous aurez conquis les contrées qui le produisent. » Lorsque par la suite il conquit l'Arabie, pays de l'*encens*, il se rappela ce propos et envoya à Léonidas une quantité considérable de parfums en lui recommandant d'être à l'avenir plus libéral dans ses hommages aus dieux.

QUINTE CURCE (vers l'an 50)
Histoire d'Alexandre le Grand

Selon Pline l'Ancien, au Pays des Aromates seules quelques familles avaient le droit de posséder des arbres à *encens* dont la substance était considérée comme sacrée. Toute la récolte d'*encens* et de myrrhe était placée dans le temple du Soleil, lieu sacré et gardé au pays de Saba. Le commerce des aromates relevait des prêtres du Soleil qui l'exerçaient avec une rigueur exemplaire

THÉOPHRASTE (372-287),
Traité sur les plantes

Agni (le Feu) reçoit les offrandes du prêtre, les consume et les transmet aux dieux qui perçoivent ces vapeurs odoriférantes ; il ne les garde pas puisque sa flamme est de très courte durée et ne laisse rien après lui qu'un peu de cendre sur l'autel... Un autre jour, c'est un *parfum* léger qui se fait sentir. Ni mes yeux, ni mes mains, ni mon oreille, ni ma bouche n'en attestent la présence. Je le connais pourtant, il est répandu tout autour de moi, il circule tantôt faible, tantôt plus fort. C'est l'odeur des pins de la montagne que le soleil réchauffe. J'irai encore, je prendrai cette résine transparente qui s'est durcie sur l'écorce de l'arbre ; je la pèserai aujourd'hui, demain, chaque jour ; elle ne diminue pas ; elle est toujours la même. O forêt des monts, quel est donc ce corps insaisissable que vous envoyez ainsi de toutes parts et à toute heure sans en être amoindrie ?

ÉMILE BURNOUF,
Essai sur le Vêda, 1863

Notes

1. « Icône de la Nativité » p. 175, coll. « Spiritualité orientale », Abbaye de Bellefontaine, 1975.
2. G. Ryckmans, *De l'Or (?), de l'encens et de la myrrhe*, Revue Biblique LVIII, p. 372-376, Paris, 1951.
3. Fourcroy, *Connaissances chimiques*, p. 247, t. VIII, Paris, 1801.
4. « Lorsque la cloche est ointe et bénie, elle peut recevoir les *honneurs de l'encens* dont la vapeur parfumée est l'emblème des hommages vers le ciel; l'officiant présente la cassolette d'où s'échappe le parfum, à l'extérieur et à l'intérieur de la cloche. » Abbé Jules Goblet, *Notice historique et liturgique sur les cloches*, Revue de l'Art chrétien, 1857.

Table

Dépôt légal : juillet 2008 N° imprimeur : 082273085

Imprimé en France par Présence Graphique - Monts

Les Anciens ont été unanimes pour décrire l'homme comme triple : un corps, une âme et un esprit.

Le corps, nous savons tous de quoi il en retourne, mais l'âme et l'esprit ? Ils sont souvent employés l'un pour l'autre. La sagesse populaire a pourtant conservé des expressions qui les distinguent, comme « rendre son âme », « perdre l'esprit », « en son âme et conscience ».

C'est pourquoi nous avons demandé aux différentes traditions spirituelles de notre pays, de nous transmettre la connaissance de ce ternaire qu'elles ont eu en héritage, et qui permet à l'homme de se relier et ainsi de se guérir.

L'auteur : *Après plusieurs séjours hors de France et avoir assumé de hautes charges, l'auteur passe ses années de retraite à cultiver la philosophie.*

[corps - âme - esprit]
Choisir la guérison
par un philosophe

9 782913 826250

COUVERTURE : *L'âne et l'homme*,
Mosaïque du Palais
de Constantinople
Ve siècle
CONCEPTION : Carole Paucher

ISBN : 978-2-913826-25-0

Prix : 15 €